U0127670

执业医师资格考试医学综合考点速记突破胜经丛书

中医执业医师资格考试医学综合
考点速记突破胜经
（下册）

田磊◎编 著

中国中医药出版社

·北 京·

图书在版编目（CIP）数据

中医执业医师资格考试医学综合考点速记突破胜经：全二册/
田磊编著.—北京：中国中医药出版社，2023.12

（执业医师资格考试医学综合考点速记突破胜经丛书）

ISBN 978-7-5132-8455-4

Ⅰ.①中… Ⅱ.①田… Ⅲ.①中医师-资格考试-自学参考资料
Ⅳ.①R2

中国国家版本馆 CIP 数据核字（2023）第 189301 号

中国中医药出版社出版

北京经济技术开发区科创十三街 31 号院二区 8 号楼
邮政编码　100176
传真　010-64405721
三河市同力彩印有限公司印刷
各地新华书店经销

开本 787×1092　1/32　印张 20.75　字数 489 千字
2023 年 12 月第 1 版　2023 年 12 月第 1 次印刷
书号　ISBN 978-7-5132-8455-4

定价　78.00 元
网址　www.cptcm.com

服务热线　010-64405510
购书热线　010-89535836
维权打假　010-64405753

微信服务号　zgzyycbs
微商城网址　https://kdt.im/LIdUGr
官方微博　http://e.weibo.com/cptcm
天猫旗舰店网址　https://zgzyycbs.tmall.com

如有印装质量问题请与本社出版部联系（010-64405510）
版权专有　侵权必究

执业医师资格考试医学综合考点速记突破胜经丛书

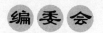

编委会

主　编　田　磊
副主编　周明旺　左玉霞　田泾市
编　委　张　超　张　峦　郭琛英
　　　　曹粟满　刘　婷　胡丽鸽

    执业医师资格考试是行业准入考试，是评价申请医师资格者是否具备从事医师工作所必需的专业知识与技能的考试。其考察知识面广，难度较高，每年总通过率多低于30%。因此，执业医师考试是所有医学生成为一名真正大夫之前都必须经过的一个严格的考验。

    通过多年的执业医师考培经历，我发现很多考生之所以无法顺利通过执业医师资格考试，究其原因，并不一定是努力不足，更不存在智力缺陷。他们不能拿到执业医师证一个最重要的原因就是对执业医师考试缺乏必要的了解，不知道哪些知识是考试重点。

    另外，就是考试科目多。以中西医结合执业医师考试为例，考试涉及的科目就有15门，涵盖了中医学基础、中医经典、中西医临床、西医综合、医学人文等多个方面的内容，基本上医学生本科5年所学的主干课程都要考到，时间短，任务重，如果不了解考试的重点，眉毛胡子一把抓，想通过考试，比登天还难。

    针对以上两个方面的原因，为了帮助广大考生顺利通过执业医师考试，我们特编写了这套"执业医师资格考试医学综合考点速记突破胜经丛书"，本套丛书突出应试教育模式，具有如下特色：

精 内容精。笔者认真研究历年执业医师资格考试考题发现这样一个规律，重要的知识点总是反复地被考到，只是可能会变化一下形式。大约90%的考题出自60%的知识点，而剩余40%的知识点很少考到甚至从未考到过。根据这种情况，结合笔者多年执业医师资格考试辅导经验，我们将执业医师资格考试的全部知识点进行分类，去粗取精，去掉很少出考题的40%的知识点。而对于常出考题的60%的知识点，我们也尽可能用精炼的语言表达其知识内涵，省略与考试无关的语言。

准 考点选择准确。本书所载考点是笔者通过近十年执业医师资格考试辅导经验筛选出来的，均为执业医师资格考试常考点。并且，我根据其考题出现的频率，将筛选出来的考点分为三类，用"★"号进行标记：★★★表明本考点最为重要；★★表明重要性次之；★最次。只要将本书所载考点弄懂、记准80%以上，就一定能通过执业医师资格考试。

简 简化复习过程。执业医师资格考试涉及科目内容极多，绝大多数的医考辅导书籍页数在1000页以上，字数达200万，需要考生自己在厚厚的书籍里去搜寻考点，费时费力，且复习效果欠佳。本书将复杂的医考内容以考点形式呈现，考试会考什么，考生要学什么，一目了然。并且，本书字数较少，篇幅较小，仅相当于其他辅导书籍篇幅的1/10，而核心考点却能全部覆盖。用本书来备战执业医师资格考试，极大简化了执业医师资格考试的复习过程。

便 便有两层意思，一是方便记忆。本书将考试大纲中较杂乱的内容用表格的方式展现，对于考生头痛的记忆性内容，如中药、方剂、针灸等科目则配有记忆的口诀、歌诀，方便考生的学习和记忆。二是方便携带。本书内容精简，为小32开口袋书，可随身携带，考生可以在等公交车、排队等零碎的时间用本书学习，也许等公交车时记下的一个考点就能决定你今年是否能拿到执业医师资格证书。

我相信，只要考生认真学习，在本书的帮助下一定能够顺利通过执业医师资格考试，成为一名名副其实的医生！

田　磊

2023 年 11 月

目录

中医学基础

中医经典

中医临床

西医综合

医学人文

中医妇科学

第一单元　绪论

考点★★　各历史时期中医妇科主要著作

主要著作	主要内容及其影响
《经效产宝》	主张妊娠期以养胎保胎为主，是我国现存第一部妇产科专著
《妇人大全良方》	宋代陈自明著，理论精详，条目清晰，对后世有一定影响启发
《傅青主女科》	着眼肝、脾、肾三脏，有大量验方，对后世影响颇大

第二单元　女性生殖器官

考点1★★　女性生殖器官的别称

外阴别称阴户、四边。

阴道亦称产道。

宫颈口别称子门。

考点2★★　女性生殖器官的功能

胞宫的生理功能：主司月经，孕育、分娩胎儿，分泌生理性带下，发动分娩，排泄恶露。

第三单元　女性生殖生理

考点1★★★　月经的生理

　　月经初潮年龄为 13~15 岁。月经周期为 28~30 天。经期（又称为行经期）为 3~7 天。月经量为 20~60mL。

　　正常月经质色描述：经色暗红，质地不稀不稠，不凝固，无血块，无异味。

　　特殊的月经现象：①并月：身体无病，但月经定期2个月来潮一次。②居经：或称季经，身体无病，但月经定期3个月来潮一次。③避年：身体无病，但月经1年来潮一次。④暗经：月经终生不潮但却能受孕。⑤激经：又称盛胎或垢胎，受孕初期仍能按月经周期有少量出血而无损于胎儿者。

考点2★★★　月经产生的机理

　　1. 脏腑与月经　五脏与月经都有关系，但与月经产生密切相关的是肾、肝、脾，其中以肾为主导。

　　2. 天癸与月经　天癸，男女都有，是肾中精气充盛到一定程度时体内出现的具有促进人体生长、发育、生殖功能的一种精微物质。天癸来源于先天肾气，靠后天水谷精微不断滋养，逐渐成熟，后又随肾气的虚衰而竭止。

　　3. 气血与月经

　　4. 经络与月经　与妇女的生理、病理有关的经络有奇经八脉当中的冲、任、督、带。其中冲、任、督均起源于胞中，"一源而三歧"。

考点3★★★　妊娠的生理现象

　　①月经停闭。②脉滑。③妊娠反应。④子宫增大。

⑤乳房变化：乳房自孕早期开始增大、发胀。乳头增大变黑，易勃起。乳晕加大变黑，乳晕外周有散在褐色小结节状隆起。⑥下腹膨隆。

考点4★★★　预产期的计算方法

从末次月经的第 1 天算起，月数加 9（或减 3），日数加 7（阴历则加 14）。

第四单元　妇科疾病的病因病机

考点1★★★　妇科疾病的病因

1. 寒、热、湿邪

2. 情志因素　以怒、思、恐为害尤甚。

3. 生活因素　①房劳多产。②饮食不节。③劳逸失常。④跌仆损伤。⑤调摄失宜。

4. 体质因素

考点2★★　妇科疾病的病机

1. 脏腑功能失常

2. 气血失调

3. 冲任督带损伤

4. 胞宫、胞脉、胞络受损

5. 肾-天癸-冲任-胞宫轴失调

第五单元　月经病

考点1★　月经先期的概述

月经周期提前 7 天以上，甚至十余日一行，连续 2 个月经周期以上者，称为"月经先期"，亦称"经期超前"或"经早"。

考点2★★★　　月经先期的辨证论治

证候分型		治法	代表方剂
气虚证	脾气虚证	补脾益气，摄血调经	补中益气汤
	肾气虚证	补益肾气，固冲调经	固阴煎
血热证	阳盛血热证	清热凉血调经	清经散
	阴虚血热证	养阴清热调经	两地汤
	肝郁血热证	疏肝清热，凉血调经	丹栀逍遥散

考点3★　　月经后期的概述

月经周期错后7天以上，甚至3~5个月一行，连续2个月经周期以上者，称为"月经后期"。

考点4★★★　　月经后期的辨证论治

证候分型		治法	代表方剂
肾虚证		补肾养血调经	当归地黄饮
血虚证		补血益气调经	大补元煎
血寒证	虚寒证	扶阳祛寒调经	温经汤（《金匮要略》）
	实寒证	温经散寒调经	温经汤（《妇人大全良方》）
气滞证		理气行滞调经	乌药汤
痰湿证		燥湿化痰，活血调经	苍附导痰丸

考点5★　　月经先后无定期的概述

月经周期或前或后7天以上，连续3个周期以上者，称为"月经先后无定期"。

考点6★★★　月经先后无定期的辨证论治

证候分型	治法	代表方剂
肝郁证	疏肝理气调经	逍遥散
肾虚证	补肾调经	固阴煎

考点7★★　月经过多的辨证论治

证候分型	治法	代表方剂
气虚证	补气摄血固冲	举元煎
血热证	清热凉血，固冲止血	保阴煎加地榆、茜草
血瘀证	活血化瘀止血	失笑散加益母草、三七、茜草

考点8★★　月经过少的辨证论治

证候分型	治法	代表方剂
肾虚证	补肾益精，养血调经	归肾丸
血虚证	养血益气调经	滋血汤
血瘀证	活血化瘀调经	桃红四物汤
痰湿证	化痰燥湿调经	苍附导痰丸

考点9★　经期延长的概述

　　月经周期正常，行经时间超过7天以上，甚或淋漓半月方净者，称为"经期延长"。

考点10★★★　经期延长的辨证论治

证候分型	治法	代表方剂
气虚证	补气摄血，固冲调经	举元煎加阿胶、炒艾叶、乌贼骨

续表

证候分型	治法	代表方剂
虚热证	养阴清热止血	两地汤合二至丸
血瘀证	活血祛瘀止血	桃红四物汤合失笑散加味

考点 11★　经间期出血的概述

月经周期基本正常，在两次月经之间，即氤氲之时，发生周期性出血者，称为"经间期出血"。

考点 12★★★　经间期出血的辨证论治

证候分型	治法	代表方剂
肾阴虚证	滋肾养阴，固冲止血	两地汤合二至丸或加减一阴煎
脾气虚证	健脾益气，固冲摄血	归脾汤
湿热证	清利湿热，固冲止血	清肝止淋汤去阿胶、红枣，加小蓟、茯苓
血瘀证	化瘀止血	逐瘀止血汤

考点 13★★　崩漏的概述

妇女经血非时暴下，或淋漓不尽，称为"崩漏"，前者称为"崩中"，后者称为"漏下"。经期延长达 2 周以上者，应属崩漏范畴。

考点 14★★　崩漏的病因病机

主要病机是冲任不固，不能制约经血，使子宫藏泻失常，引起崩漏的常见原因有肾虚、脾虚、血热和血瘀。

考点 15★★★　崩漏的治疗原则和方法

崩漏的治疗原则为"急则治其标，缓则治其本"，灵活运用塞流、澄源、复旧三法。

考点 16★★★　崩漏的辨证论治

证候分型		治法	代表方剂
脾虚证		补气升阳，止血调经	举元煎合安冲汤加炮姜炭
肾虚证	肾阳虚证	温肾固冲，止血调经	右归丸去肉桂，加补骨脂、淫羊藿
	肾阴虚证	滋肾益阴，止血调经	左归丸去牛膝合二至丸
血热证	虚热证	养阴清热，止血调经	上下相资汤
	实热证	清热凉血，止血调经	清热固经汤
血瘀证		活血化瘀，止血调经	四草汤加三七、蒲黄

考点 17★★　闭经的概述

　　女子年逾 16 周岁，月经尚未来潮，或月经来潮后又中断 6 个月以上者，称为"闭经"，前者为原发性闭经，后者为继发性闭经。

考点 18★　闭经的病因病机

　　闭经的发病机理，有虚、实两个方面，虚者由于精亏血少，冲任血海空虚，源断其流，无血可下；实者由于血流不通，冲任受阻，血海阻隔，经血不得下行而致闭经。

考点 19★★★　闭经的辨证论治

证候分型	治法	代表方剂
气血虚弱证	益气养血调经	人参养荣汤
肾气亏损证	补肾益气，调理冲任	加减苁蓉菟丝子丸加淫羊藿、紫河车

续表

证候分型	治法	代表方剂
阴虚血燥证	养阴清热调经	加减一阴煎加丹参、黄精、女贞子、制香附
气滞血瘀证	理气活血，祛瘀通经	血府逐瘀汤
痰湿阻滞证	健脾燥湿化痰，活血调经	苍附导痰丸
寒凝血瘀证	温经散寒，活血调经	温经汤（《妇人大全良方》）

考点20★　痛经的概述

凡在<u>经期</u>或<u>经行前后</u>，出现周期性小腹疼痛，或痛引腰骶，甚至<u>剧痛晕厥</u>者，称为"痛经"，亦称"经行腹痛"。

考点21★　痛经的病因病机

病位在子宫、冲任，以"不通则痛"或"不荣则痛"为主要病机。

考点22★★★　痛经的辨证论治

证候分型	治法	代表方剂
气滞血瘀证	理气行滞，化瘀止痛	膈下逐瘀汤
寒凝血瘀证	温经散寒，化瘀止痛	少腹逐瘀汤
湿热瘀阻证	清热除湿，化瘀止痛	清热调血汤加车前子、薏苡仁、败酱草或银甲丸
气血虚弱证	益气养血，调经止痛	圣愈汤
肾气亏损证	补肾益精，养血止痛	益肾调经汤或调肝汤
阳虚内寒证	温经扶阳，暖宫止痛	温经汤（《金匮要略》）加附子、艾叶、小茴香

考点 23★★　经行乳房胀痛的辨证论治

证候分型	治法	代表方剂
肝气郁结证	疏肝理气，和胃通络	柴胡疏肝散
肝肾亏虚证	滋肾养肝，和胃通络	一贯煎
胃虚痰滞证	健胃祛痰，活血止痛	四物汤合二陈汤去甘草

考点 24★★　经行头痛的辨证论治

证候分型	治法	代表方剂
肝火证	清热平肝息风	羚角钩藤汤
血瘀证	化瘀通络	通窍活血汤
痰湿中阻证	燥湿化痰，通络止痛	半夏白术天麻汤加葛根、丹参
血虚证	养血益气	八珍汤加首乌、蔓荆子

考点 25★★　经行感冒的辨证论治

证候分型	治法	代表方剂
风寒证	解表散寒，和血调经	荆穗四物汤
风热证	疏风清热，和血调经	桑菊饮加当归、川芎
邪入少阳证	和解表里	小柴胡汤

考点 26★★　经行身痛的辨证论治

证候分型	治法	代表方剂
血虚证	养血益气，柔筋止痛	当归补血汤加白芍、鸡血藤、丹参、玉竹
血瘀证	活血通络，益气散寒止痛	趁痛散

考点27★★★　经行泄泻的辨证论治

证候分型	治法	代表方剂
脾虚证	健脾渗湿，理气调经	参苓白术散
肾虚证	温阳补肾，健脾止泻	健固汤合四神丸

考点28★★★　经行浮肿的辨证论治

证候分型	治法	代表方剂
脾肾阳虚证	温肾化气，健脾利水	肾气丸合苓桂术甘汤
气滞血瘀证	理气行滞，养血调经	八物汤加泽泻、益母草

考点29★　经行吐衄的概述

　　每逢经期前后，或正值行经之时，出现周期性衄血或吐血者，亦称"倒经""逆经"。

考点30★★★　经行吐衄的辨证论治

证候分型	治法	代表方剂
肝经郁火证	清肝调经	清肝引经汤
肺肾阴虚证	滋阴养肺	顺经汤

考点31★　经行口糜的概述

　　每值临经前或经行时，口舌糜烂，如期反复发作者，称"经行口糜"。

考点32★★　经行口糜的辨证论治

证候分型	治法	代表方剂
阴虚火旺证	滋阴降火	知柏地黄汤
胃热熏蒸证	清胃泄热	凉膈散

考点 33★ 经行风疹块的辨证论治

证候分型	治法	代表方剂
血虚证	养血祛风	当归饮子
风热证	疏风清热	消风散

考点 34★ 经行发热的辨证论治

证候分型	治法	代表方剂
肝肾阴虚证	滋养肝肾，育阴清热	蒿芩地丹四物汤
血气虚弱证	补益血气，甘温除热	补中益气汤
瘀热壅阻证	化瘀清热	血府逐瘀汤加丹皮

考点 35★ 经行情志异常的辨证论治

证候分型	治法	代表方剂
心血不足证	补血养心，安神定志	甘麦大枣汤合养心汤去川芎、半夏曲
肝经郁热证	清肝泄热，解郁安神	丹栀道遥散酌加川楝子、生龙齿、代赭石
痰火上扰证	清热化痰，宁心安神	生铁落饮加郁金、川连

考点 36★★ 绝经前后诸证的概述

妇女在绝经前后，围绕着月经紊乱或绝经而出现<u>烘热面赤，进而汗出，精神倦怠，烦躁易怒，头晕目眩，耳鸣心悸，失眠健忘，腰酸背痛，手足心热</u>等症状，称"绝经前后诸证"，又称"经断前后诸证"。本病相当于西医学的围绝经期综合征。

考点 37★ 绝经前后诸证的病机

肾阴阳失调导致本病，另外，肾阴阳失调，常涉及其他脏腑，尤以心、肝、脾为主。

考点38★★★　绝经前后诸证的辨证论治

证候分型	治法	代表方剂
肾阴虚证	滋养肾阴，佐以潜阳	左归丸加减
肾阳虚证	温肾扶阳	右归丸加减
肾阴阳俱虚证	阴阳双补	二仙汤加减
心肾不交证	滋阴补血，养心安神	天王补心丹

考点39★　经断复来的概述

经断复来是指<u>绝经期妇女月经停止1年或1年以上，又再次出现子宫出血</u>，亦称为"年老经水复行"或"妇人经断复来"。

考点40★★　经断复来的辨证论治

证候分型	治法	代表方剂
脾虚肝郁证	健脾调肝，安冲止血	安老汤
肾阴虚证	滋阴清热，安冲止血	知柏地黄丸加阿胶、龟甲
湿热下注证	清热利湿，止血凉血	易黄汤加黄芩、茯苓、泽泻、侧柏叶、大小蓟
血热证	清热凉血，固冲止血	益阴煎加生牡蛎、茜根、地榆
湿毒瘀结证	利湿解毒，化瘀散结	萆薢渗湿汤合桂枝茯苓丸去滑石，加黄芪、三七

第六单元　带下病

考点1★★　带下过多的病机

湿邪伤及任带二脉。

考点2★★★　带下过多的辨证论治

证候分型	治法	代表方剂
脾虚证	健脾益气，升阳除湿	完带汤
肾阳虚证	温肾培元，固涩止带	内补丸
阴虚夹湿证	滋肾益阴，清热利湿	知柏地黄汤
湿热下注证	清利湿热，佐以解毒杀虫	止带方
热毒蕴结证	清热解毒	五味消毒饮加土茯苓、败酱草、鱼腥草、薏苡仁

考点3★　带下过少的病因病机

　　本病的主要病机是阴液不足，不能渗润阴道，常见病因是肝肾亏损，血枯瘀阻。

考点4★★　带下过少的辨证论治

证候分型	治法	代表方剂
肝肾亏损证	滋补肝肾，养精益血	左归丸加知母、肉苁蓉、紫河车、麦冬
血枯瘀阻证	补血益精，活血化瘀	小营煎加丹参、桃仁、牛膝

第七单元　妊娠病

考点1★★　妊娠病的治疗原则

　　<u>胎元正常：治病与安胎并举。</u>
　　<u>胎元异常：速下胎以益母。</u>

考点2★★　妊娠期间用药的注意事项

1. 凡峻下、滑利、祛瘀、破血、耗气、散气及一切有毒药品，都应慎用或禁用。

2. 如病情需要，可适量使用，但需严格掌握剂量和用药时间。

3. "衰其大半而止"。

考点3★　妊娠恶阻的概述

妊娠早期出现恶心呕吐，头晕厌食，甚至食入即吐者，称"妊娠恶阻"。

考点4★★★　妊娠恶阻的病因病机

病机：冲气上逆，胃失和降。

病因：脾胃虚弱，肝胃不和，气阴两虚。

考点5★★★　妊娠恶阻的辨证论治

证候分型	治法	代表方剂
脾胃虚弱证	健脾和胃，降逆止呕	香砂六君子汤
肝胃不和证	清肝和胃，降逆止呕	橘皮竹茹汤或苏叶黄连汤加姜半夏、枇杷叶、竹茹、乌梅
痰滞证	化痰除湿，降逆止呕	青竹茹汤

考点6★　异位妊娠的概述

孕卵在子宫体腔以外着床发育，称为异位妊娠，以输卵管妊娠最为常见。

考点7★★　异位妊娠的诊断

1. 主要症状　停经、阴道不规则出血、腹痛等，或有腹部包块、晕厥、休克。

2. 辅助检查 包括妇科检查、尿妊娠试验、B超、后穹隆穿刺等。

考点8★★★ 异位妊娠的辨证论治

证候分型		治法	代表方剂
未破损期		活血化瘀，消癥杀胚	宫外孕Ⅱ号方加蜈蚣、全蝎、紫草
已破损期	休克型	益气固脱，活血化瘀	生脉散合宫外孕Ⅰ号方
	不稳定型	活血祛瘀，佐以益气	宫外孕Ⅰ号方
	包块型	活血祛瘀消癥	宫外孕Ⅱ号方

考点9★★ 胎漏、胎动不安的概述及鉴别

妊娠期间，阴道不时有少量出血，时出时止，或淋漓不断，而无腰酸、腹痛、小腹下坠者，称为"胎漏"，也称"胞漏""漏胎"。妊娠期间出现腰酸、腹痛、小腹下坠，或伴有少量阴道出血者，称"胎动不安"。

考点10★ 胎漏、胎动不安的病因病机

病机：冲任损伤，胎元不固。

考点11★★★ 胎漏、胎动不安的辨证论治

证候分型	治法	代表方剂
肾虚证	补肾健脾，益气安胎	寿胎丸加减
血热证	清热凉血，养血安胎	保阴煎加减
气血虚弱证	补气养血，固肾安胎	胎元饮加减
跌仆伤胎证	补气和血，安胎	圣愈汤合寿胎丸
癥瘕伤胎证	祛瘀消癥，固冲安胎	桂枝茯苓丸合寿胎丸

考点12★★　堕胎、小产的概述

　　凡妊娠12周内，胚胎自然殒堕者，称为"堕胎"。妊娠12～28周内，胎儿已成形而自然殒堕者，称为"小产"，亦称"半产"。

考点13★★　堕胎、小产的辨证论治

证候分型	治法	代表方剂
胎堕难留证	祛瘀下胎	脱花煎或生化汤加益母草
胎堕不全证	活血化瘀，佐以益气	脱花煎加人参、益母草、炒蒲黄

考点14★★　滑胎的概述

　　凡堕胎或小产连续发生3次或3次以上者，称为"滑胎"，又称"数堕胎"。

考点15★★　滑胎的病机

　　滑胎的主要机理为母体冲任损伤和胎元不健。

考点16★★★　滑胎的辨证论治

证候分型		治法	代表方剂
肾虚证	肾气不足证	补肾健脾，固冲安胎	补肾固冲丸
	肾阳亏虚证	温补肾阳，固冲安胎	肾气丸去泽泻，加菟丝子、杜仲、白术
	肾精亏虚证	补肾填精，固冲安胎	育阴汤
气血虚弱证		益气养血，固冲安胎	泰山磐石散
血热证		清热养血，滋肾安胎	保阴煎合二至丸加白术
血瘀证		祛瘀消癥，固冲安胎	桂枝茯苓丸合寿胎丸

考点 17★　胎萎不长的概述

妊娠 4~5 个月后，孕妇腹形与宫体增大明显小于正常妊娠月份，<u>胎儿存活而生长迟缓者，称为"胎萎不长"。</u>

考点 18★★　胎萎不长的辨证论治

证候分型	治法	代表方剂
气血虚弱证	补气益血养胎	胎元饮
脾肾不足证	补益脾肾，养胎长胎	寿胎丸合四君子汤
血寒宫冷证	温肾扶阳，养血育胎	长胎白术散加巴戟天、艾叶

考点 19★★　子满的概述

妊娠 5~6 个月后出现腹大异常，胸膈满闷，甚则遍身俱肿，喘息不得卧者，称"子满"，又称"胎水肿满"。

考点 20★★　子满的辨证论治

<u>治法</u>：健脾利水，养血安胎。

<u>代表方剂</u>：鲤鱼汤加黄芪、桑白皮或当归芍药散。

考点 21★　子肿的概述

妊娠中晚期，孕妇出现肢体面目肿胀者称"子肿"，又称"妊娠肿胀"。

考点 22★★　子气、子满、皱脚、脆脚的含义

<u>①自膝至足肿，小水长者，故名曰子气。②两脚肿而肤厚者，名曰皱脚。③两脚肿而皮薄者，名曰脆脚。</u>

考点 23 ★★★　子肿的辨证论治

证候分型	治法	代表方剂
脾虚证	健脾利水	白术散加砂仁
肾虚证	补肾温阳，化气利水	真武汤或肾气丸
气滞证	理气行滞，除湿消肿	天仙藤散或正气天香散

考点 24 ★★　子晕的概述

　　子晕又称"妊娠眩晕"，是指妊娠期出现以头晕目眩，状若眩冒为主症，甚或眩晕欲厥者。子晕有轻重之分，若发生在妊娠中后期，多属重症，往往伴有视物模糊、恶心欲吐、头痛等，多为子痫先兆。

考点 25 ★★　子晕的辨证论治

证候分型	治法	代表方剂
阴虚肝旺证	育阴潜阳	杞菊地黄丸加石决明、龟甲、钩藤、白蒺藜、天麻
脾虚肝旺证	健脾化湿，平肝潜阳	半夏白术天麻汤加钩藤、丹参、蔓荆子
气血虚弱证	调补气血	八珍汤加首乌、钩藤、石决明

考点 26 ★★　子痫的概述

　　子痫又称"子冒""妊娠痫证"，其主要症状是妊娠晚期或临产前及新产后，突然发生眩晕倒仆，昏不知人，两目上视，牙关紧闭，四肢抽搐，全身强直，须臾醒，醒复发，甚至昏迷不醒。

考点 27 ★★　妊娠小便淋痛的病因病机

　　<u>病因：总因于热。</u>

<u>基本病机：热灼膀胱，气化失司，水道不利。</u>

考点28★★　妊娠小便淋痛的辨证论治

证候分型	治法	代表方剂
阴虚津亏证	滋阴清热，润燥通淋	知柏地黄丸加麦冬、五味子、车前子
心火偏亢证	清心泻火，润燥通淋	导赤散加玄参、麦冬
湿热下注证	清热利湿，润燥通淋	加味五苓散

考点29★★　妊娠小便不通的概述

妊娠期间，小便不通，甚至小腹胀急疼痛，心烦不得卧，称为"妊娠小便不通"，又称<u>"转胞"</u>或<u>"胞转"</u>。常见于妊娠中晚期。

考点30★★　妊娠小便不通的辨证论治

证候分型	治法	代表方剂
肾虚证	温肾补阳，化气行水	肾气丸去丹皮、附子，加巴戟天、菟丝子
气虚证	补中益气，导溺举胎	益气导溺汤

第八单元　产后病

考点1★★★　产后几个"三"

1. **三冲**　冲心、冲胃、冲肺。
2. **三病**　<u>病痉，病郁冒，大便难。</u>
3. **三急**　<u>呕吐、盗汗、泄泻。</u>
4. **三审**　先审小腹痛与不痛，以辨有无恶露停滞；次审大便通与不通，以验津液的盛衰；再审乳汁行与不行和饮食多少，以察胃气的强弱。

5. 三禁 禁大汗以防亡阳；禁峻下以防亡阴；禁通利小便以防亡津液。

考点2★★ 产后血晕的概述

产妇分娩后突然头晕眼花，不能起坐，或心胸满闷，恶心呕吐，痰涌气急，心烦不安，甚则神昏口噤，不省人事，称为"产后血晕"。本病为产后危重急症之一。

考点3★ 产后发热的概述

在产褥期间，出现发热持续不退，或突然高热寒战，并伴有其他症状者，称为"产后发热"。

考点4★★★ 产后发热的辨证论治

证候分型	治法	代表方剂
感染邪毒证	清热解毒，凉血化瘀	五味消毒饮合失笑散加减或解毒活血汤加减
外感证	养血祛风，疏解表邪	荆防四物汤加减
血瘀证	活血化瘀，和营退热	生化汤加味或桃红消瘀汤
血虚证	补血益气，和营退热	八珍汤加减

考点5★ 产后腹痛的概述

产妇在产褥期内，发生与分娩或产褥有关的小腹疼痛，称为"产后腹痛"。

考点6★★ 产后腹痛的辨证论治

证候分型	治法	代表方剂
气血两虚证	补血益气，缓急止痛	肠宁汤
瘀滞子宫证	活血化瘀，温经止痛	生化汤加益母草

考点7★ 产后身痛的概述

产妇在产褥期内，出现肢体或关节酸楚、疼痛、麻木、重着者，称"产后身痛"，俗称"产后风"。

考点8★★★ 产后身痛的辨证论治

证候分型	治法	代表方剂
血虚证	养血益气，温经通络	黄芪桂枝五物汤加当归、秦艽、丹参、鸡血藤
外感证	养血祛风，散寒除湿	独活寄生汤
血瘀证	养血活血，化瘀祛湿	身痛逐瘀汤加毛冬青、忍冬藤、益母草、木瓜
肾虚证	补肾养血，强腰壮骨	养荣壮肾汤加秦艽、熟地黄

考点9★★ 产后恶露不绝的概述

产后血性恶露持续10天以上仍淋漓不断者，称为"恶露不绝"，又称"恶露不尽"。相当于西医学的子宫复旧不良、晚期产后出血等。

考点10★★★ 产后恶露不绝的辨证论治

证候分型	治法	代表方剂
气虚证	补气摄血固冲	补中益气汤加艾叶、阿胶、益母草
血瘀证	活血化瘀止血	生化汤加益母草、炒蒲黄
血热证	养阴清热止血	保阴煎加益母草、七叶一枝花、贯众

考点11★ 缺乳的概述

产妇在哺乳期内，乳汁甚少或全无，称为"缺乳"，又称"乳汁不行""乳汁不足"。

考点 12★★★　缺乳的辨证论治

证候分型	治法	代表方剂
气血虚弱证	补气养血，佐以通乳	通乳丹
肝郁气滞证	疏肝解郁，通络下乳	下乳涌泉散
痰浊阻滞证	健脾化痰通乳	苍附导痰丸合漏芦散

考点 13★★　产后抑郁的辨证论治

证候分型	治法	代表方剂
心脾两虚证	健脾益气，养心安神	归脾汤
瘀血内阻证	活血逐瘀，镇静安神	调经散或芎归泻心汤
肝郁气结证	疏肝解郁，镇静安神	逍遥散加夜交藤、合欢皮、磁石、柏子仁

考点 14★★　产后小便不通的辨证论治

证候分型	治法	代表方剂
气虚证	补气升清，化气行水	补中益气汤去升麻，加桔梗、茯苓、通草
肾虚证	温补肾阳，化气行水	济生肾气丸或金匮肾气丸
血瘀证	活血化瘀，行气利水	加味四物汤或小蓟饮子

考点 15★　产后小便淋痛的概述

产后出现尿频、尿急、淋漓涩痛等症状称"产后小便淋痛"，又称"产后淋""产后溺淋"。

考点 16★★　产后小便淋痛的辨证论治

证候分型	治法	代表方剂
湿热蕴结证	清热利湿通淋	加味五淋散加益母草，或八正散，或分清饮
肾阴亏虚证	滋肾养阴通淋	知柏地黄汤
肝经郁热证	疏肝清热通淋	沉香散

第九单元　妇科杂病

考点 1★★　癥瘕的概述

　　妇女下腹结块，或胀，或痛，或满，或异常出血者，称为癥瘕。癥，有形可征，固定不移，推揉不散，痛有定处。瘕，假聚成形，聚散无常，推之可移，痛无定处。

考点 2★★★　癥瘕的辨证论治

证候分型	治法	代表方剂
气滞血瘀证	行气活血，化瘀消癥	香棱丸或大黄䗪虫丸
痰湿瘀结证	化痰除湿，活血消癥	苍附导痰丸合桂枝茯苓丸
湿热瘀阻证	清热利湿，化瘀消癥	大黄牡丹汤
肾虚血瘀证	补肾活血，消癥散结	补肾祛瘀方或益肾调经汤

考点 3★　盆腔炎的概述

　　女性内生殖器及其周围的结缔组织、盆腔腹膜发生的炎症，称为盆腔炎，分为急性和慢性两种。急性盆腔炎继续发展可转化为慢性盆腔炎。

考点4★★　盆腔炎性疾病后遗症的诊断

1. 急性盆腔炎的诊断

（1）病史　近期有经行、产后、妇产科手术、房事不洁等发病因素。

（2）临床表现　呈急性病容，辗转不安，面部潮红，高热不退，小腹部疼痛难忍，赤白带下或恶露量多，甚至伴有脓血，亦可伴有腹胀、腹泻、尿频、尿急等症状。

（3）检查　①妇科检查：小腹部紧张，压痛，反跳痛；阴道充血，脓血性分泌物量多；宫颈充血，宫体压痛拒按，宫体两侧压痛明显，甚则触及包块；盆腔形成脓肿，脓肿位置较低者则后穹隆饱满，有波动感。②辅助检查：血常规检查见白细胞升高，粒细胞升高更明显；阴道、宫腔分泌物或血培养可见致病菌；后穹隆穿刺可吸出脓液；B超可见盆腔内有炎性渗出液或肿块。

2. 慢性盆腔炎的诊断

（1）病史　既往有急性盆腔炎、阴道炎、节育或妇科手术史，或不洁性生活史。

（2）临床表现　下腹部疼痛，痛连腰骶，可伴有低热起伏，易疲劳，劳则复发，带下增多，月经不调，甚至不孕。

（3）检查　子宫触压痛，活动受限，宫体一侧或两侧附件增厚、压痛，甚则触及炎性肿块。盆腔B超、子宫输卵管造影及腹腔镜检查有助于诊断。

考点5★★★　急、慢性盆腔炎的辨证论治

证候分型		治法	代表方剂
急性盆腔炎	热毒炽盛证	清热解毒，利湿排脓	五味消毒饮合大黄牡丹汤
	湿热瘀结证	清热利湿，化瘀止痛	仙方活命饮加薏苡仁、冬瓜仁

续表

证候分型		治法	代表方剂
慢性盆腔炎	湿热瘀结证	清热利湿，化瘀止痛	银甲丸或当归芍药散加丹参、毛冬青、忍冬藤、田七
	气滞血瘀证	活血化瘀，理气止痛	膈下逐瘀汤
	寒湿凝滞证	祛寒除湿，活血化瘀	少腹逐瘀汤
	气虚血瘀证	益气健脾，化瘀散结	理冲汤

考点6★★ 不孕症的概述

　　凡女子婚后未避孕，有正常性生活，同居 1 年以上，而未受孕者，称原发性不孕。曾有过妊娠，而后未避孕，又连续 1 年以上未再受孕者，称继发性不孕。

考点7★★★ 不孕症的辨证论治

证候分型		治法	代表方剂
肾虚证	肾气虚证	补肾益气，温养冲任	毓麟珠
	肾阳虚证	温肾暖宫，调补冲任	温胞饮或右归丸
	肾阴虚证	滋肾养血，调补冲任	养精种玉汤
肝气郁结证		疏肝解郁，理血调经	开郁种玉汤加减
瘀滞胞宫证		逐瘀荡胞，调经助孕	少腹逐瘀汤加减
痰湿内阻证		燥湿化痰，理气调经	苍附导痰丸

考点8★ 阴痒的概述

　　妇女外阴及阴道瘙痒，甚则痒痛难忍，坐卧不宁，或伴有带下增多等，称为"阴痒"。

考点9★★★　阴痒的辨证论治

证候分型	治法	代表方剂
肝经湿热证	清热利湿，杀虫止痒	龙胆泻肝汤或萆薢渗湿汤，外用蛇床子散
肝肾阴虚证	滋阴补肾，清肝止痒	知柏地黄汤加当归、栀子、白鲜皮

考点10★　阴疮的概述

女子外阴部结块红肿，或溃烂成疮，黄水淋漓，局部肿痛，甚则溃疡如虫蚀状者，称"阴疮"，又称"阴蚀""阴蚀疮"。

考点11★★　阴疮的辨证论治

证候分型	治法	代表方剂
热毒证	清热利湿，解毒消疮	龙胆泻肝汤
寒湿证	温经散寒，除湿消疮	阳和汤或托里消毒散

考点12★　阴挺的概述

子宫从正常位置沿阴道下降，宫颈外口达坐骨棘水平以下，甚至子宫全部脱于阴道口以外，称"阴挺"。常合并阴道前壁和后壁膨出，也称"阴脱""产肠不收""阴菌"等。本病相类于西医的"子宫脱垂"。

考点13★★★　子宫脱垂的诊断与分度

根据患者平卧并用力向下屏气时子宫下降的程度，将子宫脱垂分为3度。

Ⅰ度　轻型，宫颈外口距处女膜缘<4cm，未达处女膜缘；重型，宫颈已达处女膜缘，阴道口可见宫颈。

Ⅱ度 轻型，<u>宫颈脱出阴道口，宫体仍在阴道内</u>；重型，<u>宫颈及部分宫体脱出阴道口</u>。

Ⅲ度 <u>宫颈与宫体全部脱出于阴道口外。</u>

考点14★★★ 子宫脱垂的辨证论治

证候分型	治法	代表方剂
气虚证	补中益气，升阳举陷	补中益气汤加金樱子、杜仲、续断
肾虚证	补肾固脱，益气升提	大补元煎加黄芪

第十单元　计划生育

考点1★ 宫内节育器的适应证和禁忌证

1. 适应证 已婚育龄妇女，愿意选用而无禁忌证者均可放置。

2. 禁忌证 ①月经紊乱，如过多过频，重度痛经等。②生殖道炎症。③生殖器官肿瘤。④子宫畸形。⑤宫颈口过松、重度陈旧性宫颈裂伤或子宫脱垂。⑥严重全身性疾患及出血性疾患。⑦必须排除妊娠。

考点2★★ 人工流产的适应证和禁忌证

1. 适应证 ①妊娠10周内要求终止妊娠而无禁忌证者。②妊娠10周内因各种疾病不宜继续妊娠者。

2. 禁忌证 ①各种疾病的急性期或有严重全身性疾患者。②生殖器官急性炎症者。③妊娠剧吐酸中毒尚未纠正者。④术前相隔4小时，2次体温在37.5℃以上者。

考点3★★★ 人工流产的并发症

<u>①人工流产综合征。②子宫穿孔。③人流不全。④宫</u>

颈或宫颈管内口粘连。⑤术后感染。

考点4★★　药物流产的适应证

18~40岁的健康育龄妇女；正常宫内妊娠7周以内；自愿要求药物终止妊娠的健康妇女；高危人流对象；对手术流产有恐惧心理者。

中医儿科学

第一单元　儿科学基础

考点1★★　年龄分期的标准和特点

1. 胎儿期　从男女生殖之精相合而受孕，直至分娩断脐，胎儿出生。

2. 新生儿期　从出生后脐带结扎开始，至生后满28天。此期应注意保暖。

3. 婴儿期　出生后至满1周岁为婴儿期，其中包括新生儿期。此期容易发生肺系疾病、脾系疾病及各种传染病。

4. 幼儿期　1周岁后至满3周岁为幼儿期。此期易于发生中毒、烫伤等意外事故。

5. 学龄前期　3周岁后到入小学前（6~7岁）为学龄前期，学龄前期儿童容易发生意外伤害，应注意防护。

6. 学龄期　6~7周岁入小学至青春期来临（女12岁，男13岁）称学龄期。此期应注意防止近视和龋齿。

7. 青春期　一般女孩自11~12岁到17~18岁，男孩自13~14岁到18~20岁。青春期体格发育出现第二次高峰，容易出现各种身心疾病，应做好此时期的生理卫生教育。

考点 2★★★　　常用体格发育生理常数

1. 体重正常值及临床意义　　出生时体重约为 3kg，出生后前半年平均每月增长约 0.7kg，后半年平均每月增长约 0.5kg，1 周岁以后平均每年增加约 2kg。临床可用以下公式推算小儿体重：

≤6 个月　　体重(kg) = 出生时体重 + 0.7 × 月龄

7~12 个月　体重(kg) = 6 + 0.25 × 月龄

1 岁以上　　体重(kg) = 8 + 2 × 年龄

2. 身长测定方法及正常值　　出生时身长约为 50cm。生后第一年增长约 25cm，其中前 3 个月约增长 12cm。第二年身长增长约 10cm。2 周岁后至青春期，每年身高增长约 7cm。

推算 2 岁后至 12 岁儿童的身高：

身高 (cm) = 75 + 7 × 年龄

3. 囟门闭合时间　　前囟应在小儿出生后的 12~18 个月闭合。后囟在部分小儿出生时就已闭合，未闭合者应在出生后 2~4 个月内闭合。

4. 头围和胸围的正常值　　新生儿头围约为 34cm，1 周岁时约 46cm，2 周岁时约 48cm。新生儿胸围约 32cm，1 岁时约 44cm，接近头围。

5. 乳牙萌出时间及数目正常值　　生后 4~10 个月乳牙开始萌出，乳牙约在 2~2.5 岁出齐。2 岁以内乳牙颗数可用以下公式推算：

乳牙数 = 月龄 - 4（或 6）

6. 呼吸、脉搏、血压与年龄增长的关系　　小儿呼吸、脉搏的正常频率，随着年龄增长而逐渐减低；小儿血压的正常值，随着年龄增长而逐渐增高。

收缩压 (mmHg) = 80 + 2 × 年龄

舒张压 (mmHg) = 收缩压 × 2/3

考点3★　小儿运动发育规律

小儿动作发育遵循一定的规律，发育顺序是<u>由上向下、由粗到细、由不协调到协调</u>。

粗动作发育过程可归纳为"<u>二抬四撑六会坐，七滚八爬周会走</u>"。

考点4★★★　小儿生理病理特点

1. 小儿生理的基本特点　①脏腑娇嫩，形气未充（稚阴稚阳）。②生机蓬勃，发育迅速（纯阳）。

2. 小儿病理的基本特点　①发病容易，传变迅速。②脏气清灵，易趋康复。

考点5★★　察指纹

指纹的辨证纲要，可以归纳为"<u>浮沉分表里，红紫辨寒热，淡滞定虚实，三关测轻重</u>"。

考点6★★★　小儿的中药用量

新生儿用成人量的1/6，乳婴儿用成人量的1/3，幼儿用成人量的1/2，学龄前期儿童用成人量的2/3，学龄期儿童接近成人用量。

第二单元　儿童保健

考点1★★　新生儿的特殊生理现象

新生儿两侧颊部各有一个脂肪垫隆起，称为"<u>螳螂子</u>"。新生儿上腭中线和齿龈部位有散在黄白色、碎米大小隆起颗粒，称为"<u>马牙</u>"。女婴生后3~5天乳房隆起如蚕豆或鸽蛋大小。女婴生后5~7天阴道有少量流血，持续1~3天自止者，是为<u>假月经</u>。此外，还有<u>新生儿生理</u>

性黄疸等。这些均属于新生儿的特殊生理状态。

考点2★★★ 母乳喂养的优点及断乳时间

1. 生后6个月之内以母乳为主要食品者，称为母乳喂养。

母乳喂养的优点：

（1）母乳中含有最适合婴儿生长发育的各种营养素，易于消化和吸收。

（2）母乳中含有丰富的免疫活性物质，可增强婴儿抗感染能力。

（3）母乳温度及泌乳速度适宜，新鲜无细菌污染，简便经济。

（4）母乳喂养有利于增进母子感情。

（5）产后哺乳可促进母体子宫收缩复原，推迟月经复潮，不易怀孕，减少乳母患乳腺癌和卵巢肿瘤的可能性。

2. 12个月左右为最合适的断母乳时间。

考点3★★ 添加辅食的原则

由少到多，由稀到稠，由细到粗，由一种到多种，在婴儿健康、消化功能正常时逐步添加。

第三单元　新生儿疾病

考点1★★ 胎怯的概述

胎怯，是指新生儿体重低下，身材短小，脏腑形气均未充实的一种病证，又称"胎弱"，以低出生体重儿多见。

考点2★ 胎怯的病因病机

胎怯的病因为先天禀赋不足，病变脏腑关键在肾、脾两脏。

胎怯的关键病机是肾脾两虚。

考点3★★★　胎怯的辨证论治

治疗以补肾培元为基本原则。

证候分型	治法	代表方剂
肾精薄弱证	益精充髓，补肾温阳	补肾地黄丸
脾肾两虚证	健脾益肾，温运脾阳	保元汤

考点4★　硬肿症的概述

硬肿症是由于寒冷或多种疾病引起的皮肤和皮下脂肪组织硬化及水肿，常伴有低体温及多器官功能损伤的综合征。在寒冷的冬春季节多见，多发生在生后7~10天的新生儿，以胎怯儿多见。

考点5★★　硬肿症的病机

阳气虚衰、寒凝血涩是本病的主要病机。

考点6★★★　硬肿症的辨证论治

证候分型	治法	代表方剂
寒凝血涩证	温经散寒，活血通络	当归四逆汤
阳气虚衰证	益气温阳，通经活血	参附汤

考点7★　胎黄的概述

胎黄以婴儿出生后皮肤、面目出现黄疸为特征，因与胎禀因素有关，故称"胎黄"或"胎疸"。相当于西医学的新生儿黄疸。

考点8★★　胎黄的病变脏腑

胎黄的病变脏腑在肝胆、脾胃。

考点 9★★★ 胎黄的诊断

1. 生理性黄疸 生理性黄疸大多在生后 2~3 天出现，4~6 天达高峰，足月儿在生后 2 周消退，早产儿可持续至 3~4 周。黄疸程度较轻（足月儿血清总胆红素≤221μmol/L，早产儿≤257μmol/L）。除有轻微食欲不振外，一般无其他临床症状。

2. 病理性黄疸 出现早（在生后 24 小时内即出现黄疸），发展快（血清总胆红素每日上升幅度>85.5μmol/L 或每小时上升幅度>8.5μmol/L），程度重（足月儿血清总胆红素>221μmol/L，早产儿>257μmol/L），消退迟（黄疸持续时间，足月儿>2 周，早产儿>4 周）或消退后复现，3 周后仍不消退。伴随各种临床症状。

考点 10★★★ 胎黄的辨证论治

证候分型		治法	代表方剂
常证	湿热郁蒸证	清热利湿退黄	茵陈蒿汤
	寒湿阻滞证	温中化湿退黄	茵陈理中汤
	气滞血瘀证	行气化瘀消积	血府逐瘀汤
变证	胎黄动风证	平肝息风，利湿退黄	羚角钩藤汤
	胎黄虚脱证	大补元气，温阳固脱	参附汤合生脉散

考点 11★★ 胎黄的光照治疗

1. 最好选择蓝光。

2. 尽量裸露，用黑布遮盖，保护眼睛和生殖器。

3. 光疗时不显性失水增加，因此光疗时液体入量应增加 15%~20%。

4. 光疗时可出现发热、腹泻、皮疹、青铜症等，停止光疗可痊愈。

第四单元 肺系病证

考点1★★ 小儿感冒的概述

感冒是感受外邪引起的一种疾病，<u>以发热、鼻塞流涕、喷嚏、咳嗽为主要临床特征</u>，是儿科最常见的疾病。小儿具有肺脏娇嫩、脾常不足、肝火易亢的生理特点，患感冒后易出现<u>夹痰、夹滞、夹惊的兼夹证</u>。

考点2★★★ 小儿感冒的辨证论治

证候分型		治法	代表方剂
主证	风寒感冒证	辛温解表，疏风散寒	荆防败毒散
	风热感冒证	辛凉解表，疏风清热	银翘散
	暑邪感冒证	清暑解表，化湿和中	新加香薷饮
	时邪感冒证	清瘟解毒	银翘散合普济消毒饮
兼证	感冒夹痰证	风寒夹痰者，辛温解表，宣肺化痰；风热夹痰者，辛凉解表，清肺化痰	在疏风解表基础上，风寒夹痰者加二陈汤、三拗汤；风热夹痰者加桑菊饮、黛蛤散
	感冒夹滞证	解表兼以消食导滞	在疏风解表基础上加用保和丸
	感冒夹惊证	解表兼以清热镇惊	在疏风解表基础上加用镇惊丸

考点3★ 乳蛾的概述

乳蛾以咽痛、喉核红肿，甚则溃烂化脓为特征。本病属西医学"扁桃体炎"范畴。常由链球菌感染引起。多见于4岁以上小儿。

考点4★★ 乳蛾的辨证论治

证候分型	治法	代表方剂
风热搏结证	疏风清热，利咽消肿	银翘马勃散
热毒炽盛证	清热解毒，利咽消肿	牛蒡甘桔汤
肺胃阴虚证	养阴润肺，软坚利咽	养阴清肺汤

考点5★ 咳嗽的病因病机

主要外因为感受风邪，主要内因为肺脾虚弱。<u>病变部位在肺，常涉及脾，基本病机为肺失宣肃。</u>

考点6★★★ 咳嗽的辨证论治

基本治疗原则为宣通肺气。

证候分型		治法	代表方剂
外感咳嗽	风寒咳嗽证	疏风散寒，宣肺止咳	杏苏散、金沸草散
	风热咳嗽证	疏风解热，宣肺止咳	桑菊饮
	风燥咳嗽证	疏风清肺，润燥止咳	清燥救肺汤、桑杏汤
内伤咳嗽	痰热咳嗽证	清热化痰，宣肺止咳	清金化痰汤、清气化痰汤
	痰湿咳嗽证	燥湿化痰，宣肺止咳	二陈汤
	气虚咳嗽证	健脾补肺，益气化痰	六君子汤
	阴虚咳嗽证	滋阴润燥，养阴清肺	沙参麦冬汤

考点7★★ 肺炎喘嗽的概述

肺炎喘嗽是小儿时期常见的一种肺系疾病，<u>临床以发热、咳嗽、痰壅、气喘，肺部闻及中细湿啰音，X 线胸片见炎性阴影为主要表现，重者可见张口抬肩、呼吸困难、面色苍白、口唇青紫等。</u>

考点8★★★　肺炎喘嗽的病机

本病病位在肺，病机为肺气郁闭，痰热是其病理产物。

考点9★★★　肺炎喘嗽的辨证论治

肺炎喘嗽治疗，以宣肺开闭、化痰平喘为基本原则。

证候分型		治法	代表方剂
常证	风寒闭肺证	辛温宣肺，化痰止咳	华盖散
	风热闭肺证	辛凉宣肺，化痰止咳	麻杏石甘汤
	痰热闭肺证	清热涤痰，开肺定喘	麻杏石甘汤合葶苈大枣泻肺汤
	毒热闭肺证	清热解毒，泻肺开闭	黄连解毒汤合麻杏石甘汤
	阴虚肺热证	养阴清肺，润肺止咳	沙参麦冬汤
	肺脾气虚证	补肺益气，健脾化痰	人参五味子汤
变证	心阳虚衰证	温补心阳，救逆固脱	参附龙牡救逆汤
	邪陷厥阴证	清心开窍，平肝息风	羚角钩藤汤合牛黄清心丸

考点10★　哮喘的概述

哮喘是小儿时期常见的肺系疾病。临床以反复发作，发作时喘促气急、喉间哮鸣、呼吸困难、张口抬肩、摇身撷肚为主要特征。

考点11★★　哮喘的病机

哮喘的病机关键在痰伏于肺，形成夙根，遇触即发。

考点 12 ★★★　哮喘的辨证论治

证候分型		治法	代表方剂
发作期	寒性哮喘证	温肺散寒，涤痰定喘	小青龙汤合三子养亲汤
	热性哮喘证	清肺涤痰，止咳平喘	麻杏石甘汤合苏葶丸
	外寒内热证	解表清里，止咳定喘	大青龙汤
	肺实肾虚证	泻肺平喘，补肾纳气	偏于肺实者，用苏子降气汤；偏于肾虚者，用都气丸合射干麻黄汤
缓解期	肺脾气虚证	补肺固表，健脾益气	玉屏风散合人参五味子汤
	脾肾阳虚证	温补脾肾，固摄纳气	金匮肾气丸
	肺肾阴虚证	养阴清热，敛肺补肾	麦味地黄丸

考点 13 ★　反复呼吸道感染的概述

反复呼吸道感染指呼吸道感染（包括上呼吸道感染和下呼吸道感染）<u>年发病在一定次数以上者。以感冒、乳蛾、咳嗽、肺炎喘嗽在一段时间内反复感染、经久不愈为主要临床特征</u>。反复感染患儿称为复感儿。

考点 14 ★★★　反复呼吸道感染的诊断

按不同年龄每年呼吸道感染的次数诊断。

年龄（岁）	上呼吸道感染	下呼吸道感染	
		气管支气管炎	肺炎
0~2	7	3	2
2+~5	6	2	2
5+~14	5	2	2

考点15★★★　反复呼吸道感染的辨证论治

证候分型	治法	代表方剂
肺脾气虚证	补肺固表，健脾益气	玉屏风散合六君子汤
营卫失调证	调和营卫，益气固表	黄芪桂枝五物汤
脾肾两虚证	温补肾阳，健脾益气	金匮肾气丸合理中丸
肺脾阴虚证	养阴润肺，益气健脾	生脉散合沙参麦冬汤
肺胃实热证	清泻肺胃	凉膈散加减

第五单元　脾系病证

考点1★　鹅口疮的概述

　　鹅口疮是以<u>口腔、舌上蔓生白屑</u>为主要临床特征的一种口腔疾病。因其状如鹅口，故称鹅口疮。因其色白如雪片，故又名"雪口"。

考点2★★★　鹅口疮的辨证论治

证候分型	治法	代表方剂
心脾积热证	清心泻脾	清热泻脾散
虚火上浮证	滋阴降火	知柏地黄丸

考点3★　口疮的概述

　　小儿口疮，以齿龈、舌体、两颊、上颚等处出现<u>黄白色溃疡，疼痛流涎，或伴发热</u>为特征。若满口糜烂，色红作痛者，称为口糜；溃疡只发生在口唇两侧，称为燕口疮。

考点4★★★　口疮的辨证论治

证候分型	治法	代表方剂
风热乘脾证	疏风散火，清热解毒	银翘散
心火上炎证	清心凉血，泻火解毒	泻心导赤散
虚火上浮证	滋阴降火，引火归原	六味地黄丸加肉桂

考点5★　泄泻的概述

泄泻是以大便次数增多，粪质稀薄或如水样为特征的一种小儿常见病。本病一年四季均可发生，<u>以夏秋季节发病率为高。2岁以下小儿发病率高</u>。

考点6★★★　泄泻的辨证论治

泄泻的治疗，以运脾化湿为基本原则。

证候分型		治法	代表方剂
常证	湿热泻证	清肠解热，化湿止泻	葛根黄芩黄连汤
	风寒泻证	疏风散寒，化湿和中	藿香正气散
	伤食泻证	运脾和胃，消食化滞	保和丸
	脾虚泻证	健脾益气，助运止泻	参苓白术散
	脾肾阳虚泻证	温补脾肾，固涩止泻	附子理中汤合四神丸
变证	气阴两伤证	益气养阴	人参乌梅汤
	阴竭阳脱证	回阳固脱	生脉散合参附龙牡救逆汤

考点7★★　厌食的概述

厌食是小儿时期的一种常见病证，临床以较长时期<u>厌恶进食，食量减少</u>为特征。

考点8★★　厌食的病因病机

其病变脏腑主要在脾胃。病机为脾胃不和，纳化失职。

考点9★★★　厌食的辨证论治

厌食的治疗，以运脾开胃为基本原则。

证候分型	治法	代表方剂
脾失健运证	调和脾胃，运脾开胃	不换金正气散
脾胃气虚证	健脾益气，佐以助运	异功散
脾胃阴虚证	滋脾养胃，佐以助运	养胃增液汤

考点10★　积滞的概述

积滞是指小儿内伤乳食，停聚中焦，积而不化，气滞不行所形成的一种胃肠疾患。以不思乳食，食而不化，脘腹胀满，嗳气酸腐，大便溏薄或秘结酸臭为特征。

考点11★★　积滞的病因病机

积滞病位在脾、胃，病机关键为乳食停聚中脘，积而不化，气滞不行。

考点12★★★　积滞与厌食的鉴别

积滞以不思乳食，食而不化，脘腹胀满，嗳气酸腐，大便溏泄或便秘，气味酸臭为特征。厌食为长期食欲不振，厌恶进食，一般无脘腹胀满、大便酸臭等症状。

考点13★★★　积滞的辨证论治

本病治疗以消食化积、理气行滞为基本原则。

证候分型	治法	代表方剂
乳食内积证	消乳化食，和中导滞	乳积者，选消乳丸；食积者，选保和丸
脾虚夹积证	健脾助运，消食化滞	健脾丸

考点 14★★　疳证的概述

疳证是由喂养不当或多种疾病影响，导致脾胃受损，气液耗伤而形成的一种慢性疾病。临床以形体消瘦，<u>面色无华，毛发干枯，精神萎靡或烦躁，饮食异常</u>为特征。

考点 15★★★　疳证的病因病机

疳证的病变部位主要在<u>脾、胃</u>，基本病理改变为<u>脾胃受损，气血津液耗伤</u>。

考点 16★★★　疳证的辨证论治

证候分型		治法	代表方剂
常证	疳气证	调脾健运	资生健脾丸
	疳积证	消积理脾	肥儿丸
	干疳证	补益气血	八珍汤
兼证	眼疳证	养血柔肝，滋阴明目	石斛夜光丸
	口疳证	清心泻火，滋阴生津	泻心导赤散
	疳肿胀证	健脾温阳，利水消肿	防己黄芪汤合五苓散

考点 17★　腹痛的概述

小儿腹痛是小儿时期常见的一种病证，是指小儿胃脘以下、脐周及耻骨以上部位发生的疼痛，具体可分为胃脘以下、脐部以上的大腹痛；脐周部位的脐腹痛；脐部以下正中部位的小腹痛；脐部以下小腹两侧或一侧的少腹痛。

考点 18★★　腹痛的病因病机

小儿腹痛的发病原因较多，或因腹部中寒，或因乳食积滞，或因胃肠结热，或因素体脾胃虚寒，或因瘀血内阻所致。病位主要在脾、胃、大肠，亦与肝有关。其总的病机为气机不畅，气血运行受阻。

考点 19★★★　腹痛的辨证论治

证候分型	治法	代表方剂
腹部中寒证	温中散寒，理气止痛	养脏汤
乳食积滞证	消食导滞，行气止痛	香砂平胃散
胃肠结热证	通腑泄热，行气止痛	大承气汤
脾胃虚寒证	温中理脾，缓急止痛	小建中汤合理中丸
气滞血瘀证	活血化瘀，行气止痛	少腹逐瘀汤

考点 20★★　便秘的概述及病因病机

便秘指大便干燥坚硬，秘结不通，排便时间间隔延长，或虽有便意但排出困难的病证。

便秘的病因包括饮食因素、情志因素、正虚因素及热病伤津。主要病位在大肠，与脾、肝、肾三脏相关，病机关键是大肠传导功能失常。

考点 21★★★　便秘的辨证论治

证候分型	治法	代表方剂
食积便秘证	消积导滞通便	枳实导滞丸
燥热便秘证	清热润肠通便	麻子仁丸
气滞便秘证	理气导滞通便	六磨汤
气虚便秘证	益气润肠通便	黄芪汤
血虚便秘证	养血润肠通便	润肠丸

考点 22 ★★　营养性缺铁性贫血的概述

营养性缺铁性贫血，是由于体内<u>铁缺乏</u>致使血红蛋白合成减少而引起的一种<u>小细胞低色素性贫血</u>。

考点 23 ★　贫血的病因病机

贫血的病变主要在脾、肾、心、肝。<u>血虚不荣是主要病理基础</u>。

考点 24 ★★　贫血的诊断

①<u>有明确的缺铁病史</u>。②皮肤黏膜逐渐苍白或苍黄，以口唇、口腔黏膜及甲床最为明显。③<u>贫血为小细胞低色素性</u>。

考点 25 ★★★　贫血的辨证论治

证候分型	治法	代表方剂
脾胃虚弱证	健运脾胃，益气养血	六君子汤
心脾两虚证	补脾养心，益气生血	归脾汤
肝肾阴虚证	滋养肝肾，益精生血	左归丸
脾肾阳虚证	温补脾肾，益阴养血	右归丸

考点 26 ★★　铁剂治疗

<u>一般用硫酸亚铁口服</u>，同时服维生素 C 有助吸收。服用至血红蛋白达正常水平后 <u>2 个月左右</u>再停药。

第六单元　心肝病证

考点 1 ★★　夜啼的概述

婴儿白天能安静入睡，入夜则啼哭不安，时哭时止，或每夜定时啼哭，甚则通宵达旦，称为夜啼。多见于新生儿及婴儿。

考点2★　夜啼的病因

本病主要因脾寒、心热、惊恐所致。

考点3★★★　夜啼的辨证论治

证候分型	治法	代表方剂
脾寒气滞证	温脾散寒，行气止痛	乌药散合匀气散
心经积热证	清心导赤，泻火安神	导赤散
惊恐伤神证	定惊安神，补气养心	远志丸

考点4★　汗证的概述

汗证是指小儿在安静状态下，正常环境中，全身或局部出汗过多，甚则大汗淋漓的一种病证。多见于5岁以内的小儿。

考点5★★★　汗证的辨证论治

证候分型	治法	代表方剂
肺卫不固证	益气固表	玉屏风散合牡蛎散
营卫失调证	调和营卫	黄芪桂枝五物汤
气阴亏虚证	益气养阴	生脉散、当归六黄汤
湿热迫蒸证	清热泻脾	泻黄散

考点6★★　病毒性心肌炎的概述

病毒性心肌炎是指由病毒感染引起的以局限性或弥漫性心肌炎性病变为主的疾病。以神疲乏力、面色苍白、心悸、气短、肢冷、多汗为临床特征。本病发病以3~10岁小儿为多。

考点7★★★　病毒性心肌炎的辨证论治

证候分型	治法	代表方剂
风热犯心证	清热解毒，宁心复脉	银翘散
湿热侵心证	清热化湿，宁心复脉	葛根黄芩黄连汤
气阴亏虚证	益气养阴，宁心复脉	炙甘草汤合生脉散
心阳虚弱证	温振心阳，宁心复脉	桂枝甘草龙骨牡蛎汤
痰瘀阻络证	豁痰化瘀，宁心通络	瓜蒌薤白半夏汤合失笑散

考点8★★　注意力缺陷多动障碍的概述

　　注意力缺陷多动障碍又称轻微脑功能障碍综合征，是一种较常见的儿童时期行为障碍性疾病，以注意力不集中，自我控制差，动作过多，情绪不稳，冲动任性，伴有学习困难，但智力正常或基本正常为主要临床特征。本病男孩多于女孩，多见于学龄期儿童。

考点9★★★　注意力缺陷多动障碍的辨证论治

　　以调和阴阳为治疗原则。

证候分型	治法	代表方剂
肝肾阴虚证	滋养肝肾，平肝潜阳	杞菊地黄丸
心脾两虚证	养心安神，健脾益气	归脾汤合甘麦大枣汤
痰火内扰证	清热泻火，化痰宁心	黄连温胆汤

考点10★★★　抽动障碍的概述

　　抽动障碍主要表现为不自主、无目的、反复、快速的一个部位或多部位肌群运动抽动和发声抽动，并可伴发其他行为症状，包括注意力不集中、多动、自伤和强迫障碍等。起病在2~12岁，发病无季节性，男孩发病率较女孩高约 3 倍。

考点 11★　抽动障碍的病因病机

多由五志过极，风痰内蕴而引发。病位主要在肝，与心、脾、肾密切相关。肝风内动是本病主要病理特征。

考点 12★★★　抽动障碍的辨证论治

抽动障碍的治疗，以息风止动为基本原则。

证候分型	治法	代表方剂
外风引动证	疏风解表，息风止动	银翘散
肝亢风动证	平肝潜阳，息风止动	天麻钩藤饮
痰火扰神证	清热化痰，息风止动	黄连温胆汤
脾虚肝旺证	扶土抑木，调和肝脾	缓肝理脾汤
阴虚风动证	滋水涵木，柔肝息风	大定风珠

考点 13★★　惊风概述

惊风是小儿时期常见的急重病证，临床以抽搐、神昏为主要症状。惊风是一个证候，可发生在许多疾病中。一般以 1~5 岁的儿童发病率最高。临床抽搐时的主要表现可归纳为八种，即搐、搦、掣、颤、反、引、窜、视，古人称之为惊风八候。

考点 14★★　急惊风的概述

急惊风以痰、热、惊、风四种证候具备，临床以高热、抽风、神昏为主要表现，多由外感时邪、内蕴湿热和暴受惊恐而引发。

考点 15★★★　急惊风的辨证论治

急惊风的治疗以清热、豁痰、镇惊、息风为基本法则。

证候分型	治法	代表方剂
风热动风证	疏风清热，息风定惊	银翘散
气营两燔证	清气凉营，息风开窍	清瘟败毒饮
邪陷心肝证	清心开窍，平肝息风	羚角钩藤汤
湿热疫毒证	清热化湿，解毒息风	黄连解毒汤合白头翁汤
惊恐惊风证	镇惊安神，平肝息风	琥珀抱龙丸

考点 16 ★　慢惊风的概述

慢惊风来势缓慢，抽搐无力，时作时止，反复难愈，常伴昏迷、瘫痪等。

考点 17 ★　慢惊风的病因病机

慢惊风多由脾胃虚弱，土虚木亢；或脾肾阳虚，失于温煦；或热病伤阴，不能濡养筋脉所致。

慢惊风病位在<u>脾</u>、<u>肾</u>、<u>肝</u>，性质以<u>虚</u>为主。

考点 18 ★★★　慢惊风的辨证论治

证候分型	治法	代表方剂
脾虚肝亢证	温中健脾，缓肝理脾	缓肝理脾汤
脾肾阳衰证	温补脾肾，回阳救逆	固真汤合逐寒荡惊汤
阴虚风动证	育阴潜阳，滋肾养肝	大定风珠

考点 19 ★★　痫病的概述

痫病是以<u>突然仆倒，昏不识人，口吐涎沫，两目上视，肢体抽搐</u>，惊掣啼叫，喉中发出异声，<u>片刻即醒，醒后一如常人</u>为特征，具有反复发作特点的一种疾病。本病多发生于 4 岁以上的儿童。

考点20★　痫病的病位

病位主要在心、肝、脾、肾。病机关键为痰气逆乱，蒙蔽心窍，引动肝风。

考点21★★★　痫病的辨证论治

证候分型	治法	代表方剂
惊痫证	镇惊安神	镇惊丸
痰痫证	豁痰开窍	涤痰汤
风痫证	息风止痉	定痫丸
瘀血痫证	化瘀通窍	通窍活血汤
脾虚痰盛证	健脾化痰	六君子汤
脾肾两虚证	补益脾肾	河车八味丸

第七单元　肾系病证

考点1★　水肿的概述

小儿水肿是由多种病证引起的体内水液潴留，泛滥肌肤，引起面目、四肢甚则全身浮肿及小便短少，严重的可伴有胸水、腹水为主要表现的常见病证。

考点2★★　水肿的病因病机

水肿的基本病机为水液泛滥。

考点3★★★　水肿的诊断

1. 急性肾小球肾炎　本病发病前1~4周多有呼吸道或皮肤感染、丹痧等链球菌感染或其他急性感染史。急性起病，主要症状为浮肿及尿量减少，血尿，高血压。

2. 肾病综合征 单纯性肾病诊断标准：①全身水肿。②大量蛋白尿。③低蛋白血症。④高脂血症。其中以大量蛋白尿和低蛋白血症为必备条件。

考点4★★★　水肿的辨证论治

证候分型		治法	代表方剂
常证	风水相搏证	疏风宣肺，利水消肿	麻黄连翘赤小豆汤合五苓散
	湿热内侵证	清热解毒，凉血止血	五味消毒饮合小蓟饮子
	肺脾气虚证	益气健脾，利水消肿	参苓白术散合玉屏风散
	脾肾阳虚证	温肾健脾，利水消肿	真武汤
	气阴两虚证	益气养阴，利水消肿	六味地黄丸加黄芪
变证	水凌心肺证	泻肺逐水，温阳扶正	己椒苈黄丸合参附汤
	邪陷心肝证	平肝息风，泻火利水	龙胆泻肝汤合羚角钩藤汤
	水毒内闭证	辛开苦降，解毒利尿	温胆汤合附子泻心汤

考点5★　尿频的概述

尿频是以小便频数为特征的疾病。多发于学龄前儿童，尤以婴幼儿发病率最高，女孩多于男孩。

考点6★★★　尿频的辨证论治

证候分型	治法	代表方剂
湿热下注证	清热利湿，通利膀胱	八正散
脾肾气虚证	温补脾肾，升提固摄	缩泉丸
阴虚内热证	滋阴补肾，清热降火	知柏地黄丸

考点7★　遗尿的概述

遗尿又称尿床，是指 5 周岁以上的小儿睡中小便自遗，醒后方觉的一种病证。

考点8★★★　遗尿的辨证论治

证候分型	治法	代表方剂
肺脾气虚证	补肺益脾，固涩膀胱	补中益气汤合缩泉丸
肾气不足证	温补肾阳，固涩膀胱	菟丝子散
心肾失交证	清心滋肾，安神固脬	交泰丸合导赤散
肝经湿热证	清热利湿，泻肝止遗	龙胆泻肝汤

考点9★★　五迟、五软的概述

五迟、五软是小儿生长发育障碍的病证。五迟指立迟、行迟、发迟、语迟、齿迟；五软指头项软、口软、手软、足软、肌肉软。

考点10★★★　五迟、五软的辨证论治

证候分型	治法	代表方剂
肝肾亏损证	补肾填髓，养肝强筋	加味六味地黄丸
心脾两虚证	健脾养心，补益气血	调元散
痰瘀阻滞证	涤痰开窍，活血通络	通窍活血汤合二陈汤

第八单元　传染病

考点1★★★　麻疹的概述

麻疹是由麻疹时邪引起的急性出疹性传染病。临床以发热恶寒，咳嗽咽痛，鼻塞流涕，泪水汪汪，口腔两颊近臼齿处可见麻疹黏膜斑，周身皮肤依序布发红色斑丘疹，皮疹消

退时皮肤有糠状脱屑和色素沉着斑等为特征。本病一年四季都有发生，但好发于<u>冬春季节</u>，且常可引起流行。好发年龄为6个月至5岁。

考点 2★★★　麻疹的辨证论治

<u>治疗麻疹首辨顺证、逆证。</u>

证候分型		治法	代表方剂
顺证	邪犯肺卫证	辛凉透表，清宣肺卫	宣毒发表汤
	邪入肺胃证	清凉解毒，透疹达邪	清解透表汤
	阴津耗伤证	养阴益气，清解余邪	沙参麦冬汤
逆证	邪毒闭肺证	宣肺开闭，清热解毒	麻杏石甘汤
	邪毒攻喉证	清热解毒，利咽消肿	清咽下痰汤
	邪陷心肝证	平肝息风，清心开窍	羚角钩藤汤

考点 3★　奶麻的概述

奶麻，又称假麻，西医学称为幼儿急疹，是由人疱疹病毒6型感染而引起的一种急性出疹性传染病，临床以<u>持续高热3~5天，热退疹出</u>为特征。好发年龄为6~18个月，3岁以后少见。一年四季都可发病，多见于冬春两季。

考点 4★　奶麻的病因病位

奶麻的发病原因为感受幼儿急疹时邪。其主要<u>病变在肺、脾</u>。

考点 5★★★　奶麻的辨证论治

证候分型	治法	代表方剂
邪郁肌表证	疏风清热，宣透邪毒	银翘散
毒透肌肤证	清热生津，以助康复	银翘散合养阴清肺汤

考点6★★ 风痧的概述

风痧即风疹，是由外感风痧时邪引起的一种急性出疹性传染病。临床以<u>轻度发热，咳嗽，全身皮肤出现细沙样玫瑰色斑丘疹，耳后、枕部臀核肿大</u>为主要特征。一年四季均可发生，但好发于<u>冬春季节</u>。多见于<u>1~5岁的小儿</u>。

考点7★★★ 风痧的辨证论治

证候分型	治法	代表方剂
邪犯肺卫证	疏风清热透疹	银翘散
邪入气营证	清气凉营解毒	透疹凉解汤

考点8★★ 丹痧的概述

丹痧是因感受痧毒疫疠之邪所引起的急性时行疾病。临床以<u>发热，咽喉肿痛或伴腐烂，全身布发猩红色皮疹，疹后脱屑脱皮</u>为特征。本病主要发生于<u>冬春季节</u>。各年龄均可发病，以<u>2~8岁的儿童</u>发病率较高。本病又称为"烂喉痧""烂喉丹痧"。

考点9★★★ 麻疹、奶麻、风疹、丹痧的鉴别诊断

病名	麻疹	奶麻	风疹	丹痧
病原	麻疹病毒	人疱疹病毒6型	风疹病毒	乙型溶血性链球菌
初期症状	发热，咳嗽，流涕，泪水汪汪	突然高热，一般情况好	发热，咳嗽，流涕，枕部淋巴结肿大	发热，咽喉红肿化脓、疼痛

续表

病名	麻疹	奶麻	风疹	丹痧
出疹与发热的关系	发热3~4天出疹，出疹时发热更高	发热3~4天出疹，热退疹出	发热1~2天出疹	发热数小时至1天出疹，出疹时热高
特殊体征	麻疹黏膜斑	无	耳后、枕部淋巴结肿大	环口苍白圈，草莓舌，帕氏线
周围血象	白细胞计数下降，淋巴细胞升高	白细胞计数下降，淋巴细胞升高	白细胞计数下降，淋巴细胞升高	白细胞计数升高，中性粒细胞升高

考点10★★★　丹痧的辨证论治

丹痧以清热解毒，清利咽喉为基本治疗原则。

证候分型	治法	代表方剂
邪侵肺卫证	辛凉宣透，清热利咽	解肌透痧汤
毒炽气营证	清气凉营，泻火解毒	凉营清气汤
痧后阴伤证	养阴生津，清热润喉	沙参麦冬汤

考点11★★★　水痘的概述

水痘是由水痘时邪引起的一种传染性强的出疹性疾病。以发热、皮肤黏膜分批出现瘙痒性皮疹，丘疹、疱疹、结痂同时存在为主要特征。本病一年四季均可发生，以冬春二季发病率高。任何年龄皆可发病，但以6~9岁儿童为多见。本病一般预后良好，一次感染水痘大多可获终生免疫。

考点 12★★★ 水痘的诊断

皮疹分批出现，此起彼落，在同一时期，丘疹、疱疹、干痂往往同时并见。

考点 13★★★ 水痘的辨证论治

水痘以<u>清热解毒利湿</u>为治疗原则。

证候分型	治法	代表方剂
邪伤肺卫证	疏风清热，利湿解毒	银翘散
邪炽气营证	清气凉营，解毒化湿	清胃解毒汤

考点 14★★ 手足口病的概述

手足口病是由感受手足口病时邪引起的发疹性传染病，临床以<u>手足肌肤、口咽部发生疱疹</u>为特征。本病以<u>夏秋季节</u>为多见。常见于 <u>5 岁以下小儿</u>。

考点 15★★★ 手足口病的诊断

1. 发病前 1~2 周有手足口病患儿接触史。
2. 主要表现为<u>口腔及手足部发生疱疹</u>。
3. 血常规可见白细胞计数正常，<u>淋巴细胞和单核细胞比值相对增高</u>。

考点 16★★★ 手足口病的辨证论治

手足口病以<u>清热祛湿解毒</u>为治疗原则。

证候分型	治法	代表方剂
邪犯肺脾证	宣肺解表，清热化湿	甘露消毒丹
湿热蒸盛证	清热凉营，解毒祛湿	清瘟败毒饮

考点 17★★ 痄腮的概述

痄腮是由痄腮时邪引起的一种急性传染病，西医称之为流行性腮腺炎。以<u>发热、耳下腮部肿胀疼痛</u>为主要临床特征。<u>冬春两季</u>易于流行。好发于<u>3 岁以上儿童，2 岁以下婴幼儿少见</u>。

考点 18★　痄腮的病机

痄腮的主要病机为邪毒壅阻足少阳经脉，与气血相搏，凝滞于耳下腮部。

考点 19★★　痄腮的诊断与鉴别诊断

1. 诊断　发热，以耳垂为中心的腮部肿痛。白细胞计数可正常，淋巴细胞可相对增加。

2. 鉴别诊断　<u>与化脓性腮腺炎相鉴别</u>。化脓性腮腺炎中医名发颐。腮腺肿大多为一侧，表皮泛红，疼痛剧烈，拒按，按压腮部可见口腔内腮腺管口有脓液溢出，无传染性，血白细胞计数及中性粒细胞增高。

考点 20★★★　痄腮的辨证论治

证候分型		治法	代表方剂
常证	邪犯少阳证	疏风清热，散结消肿	柴胡葛根汤
	热毒蕴结证	清热解毒，软坚散结	普济消毒饮
变证	邪陷心肝证	清热解毒，息风开窍	清瘟败毒饮
	毒窜睾腹证	清肝泻火，活血止痛	龙胆泻肝汤

考点 21★★　顿咳的概述

顿咳是小儿时期感受时行邪毒引起的肺系传染病，临床以<u>阵发性痉挛性咳嗽和咳后伴有特殊的鸡鸣样吸气性吼声</u>为特征。本病一年四季都可发生，但主要发生于冬春季节。5 岁以下小儿最易发病。

考点 22★　顿咳的病因病机

本病主要病因病机为<u>外感时行邪毒侵入肺系，夹痰胶结气道，导致肺失肃降</u>。<u>病变脏腑以肺为主。</u>

考点 23★★★　顿咳的辨证论治

证候分型	治法	代表方剂
邪犯肺卫证	疏风祛邪，宣肺止咳	三拗汤
痰火阻肺证	清热泻肺，涤痰镇咳	桑白皮汤合葶苈大枣泻肺汤
气阴耗伤证	养阴润肺，健脾益气	肺阴亏虚证用沙参麦冬汤，肺脾气虚证用人参五味子汤

第九单元　虫证

考点 1★　蛔虫病的概述

蛔虫病是感染蛔虫卵引起的小儿常见肠道寄生虫病，以脐周疼痛，时作时止，饮食异常，大便下虫，或粪便镜检有蛔虫卵为主要特征。成虫寄生小肠，劫夺水谷精微，妨碍正常的消化吸收，严重者影响儿童生长发育。

考点 2★★　蛔虫病的辨证论治

证候分型	治法	代表方剂
肠虫证	驱蛔杀虫，调理脾胃	使君子散
蛔厥证	安蛔定痛，继则驱虫	乌梅丸
虫瘕证	行气通腑，散蛔驱虫	驱蛔承气汤

考点 3★　蛲虫病的概述

蛲虫病是由蛲虫寄生人体所致的小儿常见肠道寄生虫

病，以夜间肛门及会阴附近奇痒并见到蛲虫为特征。蛲虫患儿是惟一的传染源。

第十单元　其他疾病

考点1★★★　夏季热的概述

夏季热是婴幼儿在暑天发生的特有的季节性疾病。临床以长期发热、口渴、多饮、多尿、少汗或汗闭为特征。本病多见于6个月至3岁的婴幼儿，有严格的发病季节，多集中在6、7、8三个月。

考点2★★　夏季热的辨证论治

证候分型	治法	代表方剂
暑伤肺胃证	清暑益气，养阴生津	王氏清暑益气汤
上盛下虚证	温补肾阳，清心护阴	温下清上汤

考点3★　紫癜的概述

紫癜是小儿常见的出血性疾病之一，以血液溢于皮肤、黏膜之下，出现瘀点瘀斑，压之不褪色为其临床特征。

考点4★★★　紫癜的诊断与鉴别诊断

1. 过敏性紫癜　紫癜多见于下肢伸侧及臀部、关节周围，为高出皮肤的鲜红色至深红色丘疹、红斑或荨麻疹，大小不一，多呈对称性，分批出现，血小板计数正常。

2. 免疫性血小板减少症　瘀点多为针尖样大小，一般不高出皮面，多不对称。血小板计数显著减少。

考点 5★★★　紫癜的辨证论治

证候分型	治法	代表方剂
风热伤络证	疏风清热，凉血安络	银翘散
血热妄行证	清热解毒，凉血止血	犀角地黄汤
气不摄血证	健脾养心，益气摄血	归脾汤
阴虚火旺证	滋阴降火，凉血止血	知柏地黄丸

考点 6★★　皮肤黏膜淋巴结综合征的概述

皮肤黏膜淋巴结综合征又称川崎病，是一种以<u>全身血管炎性病变</u>为主要病理特点的急性发热、出疹性疾病。以<u>持续发热、多形红斑、球结膜充血、草莓舌和颈淋巴结肿大、手足硬肿</u>为主要临床表现。本病好发于<u>婴幼儿</u>，男女比例为（1.3~1.5）：1。

考点 7★★　皮肤黏膜淋巴结综合征的辨证论治

证候分型	治法	代表方剂
卫气同病证	辛凉透表，清热解毒	银翘散
气营两燔证	清气凉营，解毒化瘀	清瘟败毒饮
气阴两伤证	益气养阴，清解余热	沙参麦冬汤

考点 8★★　维生素 D 缺乏性佝偻病的概述

维生素 D 缺乏性佝偻病简称佝偻病，是由于儿童体内维生素 D 不足，致使钙磷代谢失常的一种慢性营养性疾病，以正在生长的骨骺端软骨板不能正常钙化，造成骨骼病变为其特征。本病主要见于 2 岁以内的婴幼儿。

考点 9★　维生素 D 缺乏性佝偻病的病机

本病病机主要是<u>脾肾虚亏</u>，常累及心、肺、肝。

考点 10★★★　维生素 D 缺乏性佝偻病的辨证论治

证候分型	治法	代表方剂
肺脾气虚证	健脾补肺	人参五味子汤
脾虚肝旺证	健脾助运，平肝息风	益脾镇惊散
肾精亏损证	补肾填精，佐以健脾	补肾地黄丸

考点 11★★　传染性单核细胞增多症的概述

　　传染性单核细胞增多症（简称传单）是由传单时邪（EB 病毒）引起的急性传染病。<u>临床表现多样，以发热、咽峡炎、淋巴结肿大、肝脾肿大、外周血中淋巴细胞增多并出现异型淋巴细胞增多为特征。</u>

考点 12★★　传染性单核细胞增多症的辨证论治

证候分型	治法	代表方剂
邪犯肺胃证	疏风清热，宣肺利咽	银翘散
气营两燔证	清气凉营，解毒化痰	普济消毒饮
痰热流注证	清热化痰，通络散瘀	清肝化痰丸
湿热蕴滞证	清热解毒，行气化湿	甘露消毒丹
正虚邪恋证	益气生津，兼清余热	气虚邪恋，用竹叶石膏汤；阴虚邪恋，用青蒿鳖甲汤、沙参麦冬汤

针 灸 学

第一单元　经络系统

考点1★★　十二经脉与脏腑器官的联络

经脉名称	属络的脏腑	联络的器官
手太阴肺经	属肺，络大肠，还循胃口	喉咙
手阳明大肠经	属大肠，络肺	入下齿中，夹口、鼻
足阳明胃经	属胃，络脾	起于鼻，入上齿，夹口环唇，循喉咙
足太阴脾经	属脾，络胃，流注心中	夹咽，连舌本，散舌下
手少阴心经	属心，络小肠，上肺	夹咽，系目系
手太阳小肠经	属小肠，络心，抵胃	循咽，至目内外眦，入耳中，抵鼻
足太阳膀胱经	属膀胱，络肾	起于目内眦，至耳上角，入络脑
足少阴肾经	属肾，络膀胱，上贯肝，入肺中，络心	循喉咙，夹舌本
手厥阴心包经	属心包，络三焦	
手少阳三焦经	属三焦，络心包	系耳后，出耳上角，入耳中，至目锐眦

续表

经脉名称	属络的脏腑	联络的器官
足少阳胆经	属胆，络肝	起于目锐眦，下耳后，入耳中，出耳前
足厥阴肝经	属肝，络胆，夹胃，注肺	过阴器，连目系，环唇内

考点2★★★　十二经脉的流注次序与交接部位

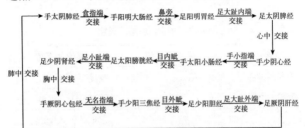

第二单元　特定穴

考点1★★★　五输穴

1. 五输穴　十二经脉分布在肘、膝关节以下的井、荥、输、经、合穴，简称五输穴。

《灵枢·九针十二原》："所出为井，所溜为荥，所注为输，所行为经，所入为合。"

2. 临床应用　井穴多用于急救，点刺十二井穴可抢救昏迷；荥穴主要用于热证，如胃火牙痛选胃经的荥穴内庭可以清泄胃火；输穴多用于治疗关节疼痛；合穴多用于治疗相关脏腑病证。

《难经》："井主心下满，荥主身热，输主体重节痛，经主喘咳寒热，合主逆气而泄。"

3. 五输穴歌诀

肺经少商鱼际先，太渊经渠尺泽牵。

大肠商阳和二间，三间阳溪曲池见。

胃经厉兑内庭闲，陷谷解溪三里连。

脾经隐白大都坚，太白商丘阴陵建。

心经少冲少府前，神门灵道少海联。

小肠少泽前谷尖，后溪阳谷小海迁。

膀胱至阴通谷便，束骨昆仑委中点。

肾经涌泉然谷浅，太溪复溜阴谷陷。

心包中冲劳宫殿，大陵间使曲泽恋。

三焦关冲液门面，中渚支沟天井现。

胆经窍阴侠溪边，临泣阳辅阳陵辨。

肝经大敦与行间，太冲中封曲泉遣。

注：十二经按流注次序编写，穴位按井、荥、输、经、合顺序编写。

4. 五输穴五行配属表

（1）阴经经脉五输穴

经脉	五输穴				
	井（木）	荥（火）	输（土）	经（金）	合（水）
肺经（金）	少商	鱼际	太渊	经渠	尺泽
心包经（相火）	中冲	劳宫	大陵	间使	曲泽
心经（火）	少冲	少府	神门	灵道	少海
脾经（土）	隐白	大都	太白	商丘	阴陵泉
肝经（木）	大敦	行间	太冲	中封	曲泉
肾经（水）	涌泉	然谷	太溪	复溜	阴谷

（2）阳经经脉五输穴

经脉	五输穴				
	井（金）	荥（水）	输（木）	经（火）	合（土）
大肠经（金）	商阳	二间	三间	阳溪	曲池
三焦经（相火）	关冲	液门	中渚	支沟	天井
小肠经（火）	少泽	前谷	后溪	阳谷	小海
胃经（土）	厉兑	内庭	陷谷	解溪	足三里
胆经（木）	足窍阴	侠溪	足临泣	阳辅	阳陵泉
膀胱经（水）	至阴	足通谷	束骨	昆仑	委中

考点2★★　原穴、络穴

1. 原穴　十二经脉在腕踝关节附近各有一重要经穴，是脏腑原气经过和留止的部位。

2. 络穴　络脉从本经别出的部位。

3. 原穴歌诀

肺渊包陵心神门，大肠合谷焦阳池。

小肠之原腕骨穴，足之三阴三原太。

胃原冲阳胆丘墟，膀胱之原京骨取。

4. 十五络穴歌诀

络穴共有十五种，肺缺膀飞心里通。

任鸠督长脾大包，包内焦外脾孙公。

大偏小正胃丰隆，肝蠡胆光肾大钟。

5. 十二经原穴与络穴表

经脉	原穴	络穴	经脉	原穴	络穴
手太阴肺经	太渊	列缺	手阳明大肠经	合谷	偏历
手厥阴心包经	大陵	内关	手少阳三焦经	阳池	外关

续表

经脉	原穴	络穴	经脉	原穴	络穴
手少阴心经	神门	通里	手太阳小肠经	腕骨	支正
足太阴脾经	太白	公孙	足阳明胃经	冲阳	丰隆
足厥阴肝经	太冲	蠡沟	足少阳胆经	丘墟	光明
足少阴肾经	太溪	大钟	足太阳膀胱经	京骨	飞扬

考点3★ 郄穴

1. 郄穴 十二经脉和奇经八脉中的阴跷脉、阳跷脉、阴维脉、阳维脉之经气深聚的部位称为郄穴。

2. 分布特点和组成 郄穴大多分布在四肢肘膝关节以下。十二经脉各有一个郄穴，阴阳跷脉及阴阳维脉也各有一个郄穴，合称为十六郄穴。

3. 临床应用 郄穴多用于治疗本经循行部位及所属脏腑的急性病证。一般来说，<u>阴经郄穴多治疗血证</u>，<u>阳经郄穴多治疗急性痛证</u>。

4. 十六郄穴歌诀

郄义即孔隙，本属气血集。

肺向孔最取，大肠温溜别。

胃经是梁丘，脾属地机穴。

心则取阴郄，小肠养老列。

膀胱金门守，肾向水泉施。

心包郄门刺，三焦会宗持。

胆郄在外丘，肝经中都是。

阳跷跗阳走，阴跷交信期。

阳维阳交穴，阴维筑宾知。

5. 十六郄穴表

经脉	郄穴	经脉	郄穴
手太阴肺经	孔最	手阳明大肠经	温溜
手厥阴心包经	郄门	手少阳三焦经	会宗
手少阴心经	阴郄	手太阳小肠经	养老
足太阴脾经	地机	足阳明胃经	梁丘
足厥阴肝经	中都	足少阳胆经	外丘
足少阴肾经	水泉	足太阳膀胱经	金门
阴维脉	筑宾	阳维脉	阳交
阴跷脉	交信	阳跷脉	跗阳

考点4★★★　背俞穴、募穴

1. 背俞穴　背俞穴是脏腑之气输注于腰背部的腧穴。

2. 募穴　募穴是脏腑之气结聚于胸腹部的腧穴。

3. 临床应用　①主要用于治疗相关脏腑的病变。②治疗与对应脏腑经络相联属的组织器官的疾患。《素问·阴阳应象大论》中有"从阴引阳，从阳引阴"等论述，认为脏病（阴病）多与背俞穴（阳部）相关，腑病（阳病）多与募穴（阴部）联系。

4. 十二背俞穴歌诀

三椎肺俞厥阴四，心五肝九十胆俞。

十一脾俞十二胃，十三三焦椎旁居。

肾俞却与命门平，十四椎外穴是真。

大肠十六小十八，膀胱俞与十九平。

5. 十二募穴歌诀

天枢大肠肺中府，关元小肠巨阙心。

中极膀胱京门肾，胆日月肝期门寻。

脾募章门胃中脘，气化三焦石门针。

心包募穴何处取，胸前膻中觅浅深。

6. 背俞穴、募穴表

脏腑	背俞穴	募穴	脏腑	背俞穴	募穴
肺	肺俞	中府	大肠	大肠俞	天枢
心包	厥阴俞	膻中	三焦	三焦俞	石门
心	心俞	巨阙	小肠	小肠俞	关元
脾	脾俞	章门	胃	胃俞	中脘
肝	肝俞	期门	胆	胆俞	日月
肾	肾俞	京门	膀胱	膀胱俞	中极

考点5★★ 下合穴

1. 下合穴 六腑之气下合于足三阳经的六个腧穴。

2. 下合穴歌诀

胃经下合足三里，上下巨虚大小肠。

膀胱委中胆阳陵，三焦下合属委阳。

考点6★★★ 八会穴

1. 八会穴 指脏、腑、气、血、筋、脉、骨、髓等精气所会聚的腧穴。

2. 八会穴歌诀

气会膻中血膈俞，脏会章门骨大杼。

筋会阳陵脉太渊，腑会中脘髓绝骨。

考点7★★★ 八脉交会穴

1. 八脉交会穴 十二经脉与奇经八脉相通的八个腧穴。均位于腕踝部的上下。

2. 八脉交会穴歌诀

公孙冲脉胃心胸，内关阴维下总同。

临泣胆经连带脉，阳维目锐外关逢。

后溪督脉内眦颈，申脉阳跷络亦通。

列缺任脉连肺系，阴跷照海膈喉咙。

3. 八脉交会穴表

所属经脉	穴名	所通经脉	相配合主治
手太阴肺经	列缺	任脉	肺、咽喉、胸膈疾病
足少阴肾经	照海	阴跷脉	
手太阳小肠经	后溪	督脉	耳、目内眦、颈项、肩部疾病
足太阳膀胱经	申脉	阳跷脉	
足太阴脾经	公孙	冲脉	心、胸、胃疾病
手厥阴心包经	内关	阴维脉	
足少阳胆经	足临泣	带脉	耳后、目外眦、颊、颈、肩部疾病
手少阳三焦经	外关	阳维脉	

第三单元 腧穴的定位方法

考点1★★★ 骨度分寸定位法（骨度折量寸）

部位	起止点	折量寸	度量法
头部	前发际正中至后发际正中	12	直寸
	眉间（印堂）至前发际正中	3	直寸
	两额角发际（头维）之间	9	横寸
	耳后两乳突（完骨）之间	9	横寸

续表

部位	起止点	折量寸	度量法
胸腹胁部	胸骨上窝（天突）至剑胸结合中点（歧骨）	9	直寸
	剑胸结合中点（歧骨）至脐中	8	直寸
	脐中至耻骨联合上缘（曲骨）	5	直寸
	两肩胛骨喙突内侧缘之间	12	横寸
	两乳头之间	8	横寸
	腋窝顶点至第11肋游离端（章门）	12	直寸
背腰部	肩胛骨内侧缘至后正中线	3	横寸
上肢部	腋前、后纹头至肘横纹（平尺骨鹰嘴）	9	直寸
	肘横纹（平尺骨鹰嘴）至腕掌（背）侧远端横纹	12	直寸
下肢部	耻骨联合上缘至髌底	18	直寸
	髌底至髌尖	2	直寸
	髌尖（膝中）至内踝尖	15	直寸
	胫骨内侧髁下方（阴陵泉）至内踝尖	13	直寸
	股骨大转子至腘横纹（平髌尖）	19	直寸
	臀沟至腘横纹	14	直寸
	腘横纹（平髌尖）至外踝尖	16	直寸
	内踝尖至足底	3	直寸

考点2★★ 手指同身寸定位法

指依据患者本人手指所规定的分寸以量取腧穴的定位

405

方法，又称指量法。

1. 中指同身寸 以患者中指中节桡侧两端纹头间的距离作为 1 寸。

2. 拇指同身寸 以患者拇指指间关节的宽度作为 1 寸。

3. 横指同身寸 又称"一夫法"。令患者将食指、中指、无名指及小指四指相并，以中指中节横纹为标准，其四指的宽度作为 3 寸。

第四单元　手太阴肺经、腧穴

考点 1★　主治概要

1. 胸、肺、咽喉部等与肺脏有关病证 咳嗽，气喘，咽喉肿痛，咯血，胸痛等。

2. 经脉循行部位的其他病证 肩背痛，肘臂挛痛，手腕痛等。

考点 2★★★　手太阴肺经腧穴定位

1. 中府 在胸部，横平第 1 肋间隙，锁骨下窝外侧，前正中线旁开 6 寸。

2. 尺泽 在肘区，肘横纹上，肱二头肌腱桡侧缘凹陷中。

3. 孔最 在前臂前区，腕掌侧远端横纹上 7 寸，尺泽与太渊连线上。

4. 列缺 在前臂，腕掌侧远端横纹上 1.5 寸，拇短伸肌腱与拇长展肌腱之间，拇长展肌腱沟的凹陷中。简便取穴法：两手虎口自然平直交叉，一手食指按在另一手桡骨茎突上，指尖下凹陷中是穴。

5. 太渊 在腕前区，桡骨茎突与舟状骨之间，拇长展肌腱尺侧凹陷中。

6. 鱼际　在手外侧，第 1 掌骨桡侧中点赤白肉际处。

7. 少商　在手指，拇指末节桡侧，指甲根角侧上方 0.1 寸。

考点 3★★★　常用腧穴的主治病证

穴位名称	肺系病证	穴位局部病证	特殊主治
中府	√	√	
尺泽	√	√	急性吐泻，腹痛、小儿惊风等急症
孔最	√	√	善治咳血；痔疮出血
列缺	√	√	外感头痛、牙痛、项部强痛、口眼㖞斜等头面部疾患
太渊	√	√	无脉症；胸痛，缺盆中痛
鱼际	√	√	小儿疳积；外感发热
少商	√	√	中暑，发热；昏迷，癫狂

第五单元　手阳明大肠经、腧穴

考点 1★　主治概要

1. 头面五官病　头痛，齿痛，咽喉肿痛，鼻衄，口眼㖞斜，耳聋等。

2. 神志病　昏迷，癫狂等。

3. 肠腑病　腹胀，腹痛，肠鸣，泄泻等。

4. 皮肤病　瘾疹，痤疮，风疹，湿疹，荨麻疹等。

5. 热病　发热，热病汗出等

6. 经脉循行部位的其他病证　手臂、肩部酸痛麻木，上肢不遂等。

考点2★★★　手阳明大肠经腧穴定位

1. 商阳　在手指，食指末节桡侧，指甲根角侧上方0.1寸。

2. 合谷　在手背，第2掌骨桡侧的中点处。

3. 阳溪　在腕区，腕背侧远端横纹桡侧，桡骨茎突远端，解剖学"鼻烟窝"凹陷中。

4. 偏历　在前臂，腕背侧远端横纹上3寸处，阳溪与曲池连线上。

5. 手三里　在前臂，肘横纹下2寸处，阳溪与曲池连线上。

6. 曲池　在肘区，尺泽与肱骨外上髁连线中点处。

7. 肩髃　在三角肌区，肩峰外侧缘前端与肱骨大结节两骨间凹陷中。

8. 扶突　在胸锁乳突肌区，横平喉结，胸锁乳突肌前、后缘中间。

9. 迎香　在面部，鼻翼外缘中点旁，鼻唇沟中。

考点3★★★　常用腧穴的主治病证

穴位名称	肠胃病	头面五官病	热病	穴位局部病证	特殊主治
商阳		√	√	√	昏迷
合谷	√	√	√		发热恶寒等外感病证；无汗或多汗；经闭、滞产等妇产科病证；上肢疼痛、不遂；皮肤病证；小儿惊风，痉证；针麻常用穴
阳溪		√		√	

续表

穴位名称	肠胃病	头面五官病	热病	穴位局部病证	特殊主治
偏历	√	√		√	水肿，小便不利
手三里	√	√		√	
曲池	√	√	√	√	癫狂；瘾疹、湿疹、瘰疬等皮外科疾患；头痛、眩晕
肩髃				√	瘾疹；瘰疬
扶突				√	颈部手术针麻用穴
迎香		√		√	胆道蛔虫病

第六单元　足阳明胃经、腧穴

考点1★　主治概要

1. 胃肠病 胃痛，呕吐，腹痛，肠鸣，腹胀，泄泻，便秘等。

2. 头面五官病 目赤肿痛、头痛、眩晕、面痛、口㖞、齿痛、近视、眼睑𥆧动。

3. 神志病 癫狂，谵语，吐舌等。

4. 热病

5. 经脉循行部位的其他病证 下肢痿痹，中风瘫痪，足背肿痛，乳痈等。

考点2★★★　足阳明胃经腧穴定位

1. 承泣 在面部，眼球与眶下缘之间，瞳孔直下。

2. 四白 在面部，眶下孔处。

3. 地仓 在面部，口角旁开0.4寸（指寸）。

4. 颊车 在面部，下颌角前上方1横指（中指）。

5. 下关 在面部，颧弓下缘中央与下颌切迹之间凹陷中。

6. 头维 在头部，额角发际直上0.5寸，头正中线旁开4.5寸。

7. 人迎 在颈部，横平喉结，胸锁乳突肌前缘，颈总动脉搏动处。

8. 梁门 在上腹部，脐中上4寸，前正中线旁开2寸。

9. 天枢 在腹部，横平脐中，前正中线旁开2寸。

10. 归来 在下腹部，脐中下4寸，前正中线旁开2寸。

11. 梁丘 在股前区，髌底上2寸，股外侧肌与股直肌肌腱之间。

12. 足三里 在小腿外侧，犊鼻下3寸，犊鼻与解溪连线上。

13. 上巨虚 在小腿外侧，犊鼻下6寸，犊鼻与解溪连线上。

14. 条口 在小腿外侧，犊鼻下8寸，犊鼻与解溪连线上。

15. 下巨虚 在小腿外侧，犊鼻下9寸，犊鼻与解溪连线上。

16. 丰隆 在小腿外侧，外踝尖上8寸，胫骨前肌外缘。

17. 解溪 在踝区，踝关节前面中央凹陷处，当拇长伸肌腱与趾长伸肌腱之间。

18. 内庭 在足背，第2、3趾间，趾蹼缘后方赤白肉际处。

19. 厉兑 在足趾，第2趾末节外侧，趾甲根角侧后方0.1寸（指寸）。

考点3★★★　常用腧穴的主治病证

穴位名称	肠胃病	神志病、热病	穴位局部病证	特殊主治
承泣			√	
四白			√	
地仓			√	
颊车			√	
下关			√	
头维			√	
人迎			√	高血压
梁门	√		√	
天枢	√		√	妇科疾患
归来	√		√	妇科疾患
梁丘	√		√	乳痈、乳痛等乳疾
足三里	√	√	√	气喘，痰多；乳痈；虚劳诸证，为强壮保健要穴
上巨虚	√		√	
条口	√		√	肩臂痛
下巨虚	√		√	乳痈
丰隆		√	√	咳嗽、痰多等肺系病证；头痛、眩晕等头部病证
解溪	√	√	√	头痛、眩晕等头部病证

续表

穴位名称	肠胃病	神志病、热病	穴位局部病证	特殊主治
内庭	√	√	√	齿痛、咽喉肿痛、鼻衄等五官病证
厉兑		√		齿痛、咽喉肿痛、鼻衄等五官病证

第七单元 足太阴脾经、腧穴

考点1★ 主治概要

1. 脾胃病 胃痛，呕吐，腹痛，泄泻，痢疾，腹满，腹胀，食不化等。

2. 妇科病 月经不调，痛经、闭经、崩漏等。

3. 前阴病 阴挺，遗尿，癃闭，疝气，阳痿等。

4. 经脉循行部位的其他病证 下肢痿痹，胸胁胀痛，足踝肿痛等。

考点2★★★ 足太阴脾经腧穴定位

1. 隐白 在足趾，大趾末节内侧，趾甲根角侧后方0.1寸（指寸）。

2. 太白 在跖区，第1跖趾关节近端赤白肉际凹陷中。

3. 公孙 在跖区，第1跖骨底的前下缘赤白肉际处。

4. 三阴交 在小腿内侧，内踝尖上3寸，胫骨内侧缘后际。

5. 地机 在小腿内侧，阴陵泉下3寸，胫骨内侧缘后际。

6. 阴陵泉　在小腿内侧，胫骨内侧髁下缘与胫骨内侧缘之间的凹陷中。

7. 血海　在股前区，髌底内侧端上2寸，股内侧肌隆起处。

8. 大横　在腹部，脐中旁开4寸。

9. 大包　在胸外侧区，第6肋间隙，在腋中线上。

考点3★★★　常用腧穴的主治病证

穴位名称	脾胃病	妇科病	神志病	穴位局部病证	特殊主治
隐白	√	√	√		尿血、便血等出血证；惊风
太白	√			√	体重节痛
公孙	√		√		逆气里急、气上冲心（奔豚气）等冲脉病证
三阴交	√	√	√	√	遗精、阳痿、遗尿等生殖泌尿系统疾患；阴虚诸证；湿疹、荨麻疹等皮肤病
地机	√	√		√	小便不利、水肿、遗精
阴陵泉	√	√		√	祛湿要穴；泌尿、男科病证
血海		√			瘾疹、湿疹、丹毒等血热性皮肤病
大横	√				肥胖症
大包				√	气喘；全身疼痛，四肢无力等肌肉病证

第八单元 手少阴心经、腧穴

考点1★ 主治概要

1. 心系病证 心痛、心悸、怔忡等。

2. 神志病证 癫狂痫、癔症、不寐等。

3. 经脉循行部位的其他病证 肩臂疼痛，胸胁疼痛，肘臂挛痛，小指疼痛等。

考点2★★★ 手少阴心经腧穴定位

1. 极泉 在腋区，腋窝正中，腋动脉搏动处。

2. 少海 在肘前区，横平肘横纹，肱骨内上髁前缘。

3. 通里 在前臂前区，腕掌侧远端横纹上1寸，尺侧腕屈肌腱的桡侧缘。

4. 阴郄 在前臂前区，腕掌侧远端横纹上0.5寸，尺侧腕屈肌腱的桡侧缘。

5. 神门 在腕前区，腕掌侧远端横纹尺侧端，尺侧腕屈肌腱的桡侧缘。

6. 少冲 在手指，小指末节桡侧，指甲根角侧上方0.1寸（指寸）。

考点3★★★ 常用腧穴的主治病证

穴位名称	心病、神志病	穴位局部病证	特殊主治
极泉	√	√	瘰疬；上肢针麻用穴
少海	√	√	头项痛，瘰疬
通里	√	√	舌强不语、暴喑

续表

穴位名称	心病、神志病	穴位局部病证	特殊主治
阴郄	√		骨蒸盗汗；吐血、衄血等血证
神门	√		胸胁痛
少冲	√		热病；目赤；胸胁痛

第九单元 手太阳小肠经、腧穴

考点1★ 主治概要

1. 头面五官病 头痛，眩晕，目翳，耳鸣，耳聋，咽喉肿痛等。

2. 神志病 癫、狂、痫等。

3. 热病

4. 经脉循行部位的其他病证 肩臂酸痛、肘臂疼痛、颈项强痛、小指麻木疼痛等。

考点2★★★ 手太阳小肠经腧穴定位

1. 少泽 在手指，小指末节尺侧，指甲根角侧上方0.1寸（指寸）。

2. 后溪 在手内侧，第5掌指关节尺侧近端赤白肉际凹陷中。

3. 养老 在前臂后区，腕背横纹上1寸，尺骨头桡侧凹陷中。

4. 支正 在前臂后区，腕背侧远端横纹上5寸，尺骨尺侧与尺侧腕屈肌之间。

5. 天宗 在肩胛区，肩胛冈中点与肩胛骨下角连线的上 1/3 与下 2/3 交点凹陷中。

6. 颧髎 在面部，颧骨下缘，目外眦直下凹陷中。

7. 听宫 在面部，耳屏正中与下颌骨髁状突之间的凹陷中。

考点3★★★ 常用腧穴的主治病证

穴位名称	头面五官病	神志病、热病	穴位局部病证	特殊主治
少泽	√	√	√	乳痈、乳少等乳疾
后溪	√	√	√	疟疾
养老	√		√	急性腰痛
支正	√	√	√	疣症
天宗			√	气喘；乳痈、乳癖等乳房病证
颧髎	√			
听宫	√	√		

第十单元 足太阳膀胱经、腧穴

考点1★ 主治概要

1. 脏腑病证 十二脏腑及其相关组织器官病证。

2. 神志病 癫、狂、痫等。

3. 头面五官病 头痛、鼻塞、鼻衄、目视不明等。

4. 经脉循行部位的其他病证 项、背、腰、下肢痹痛等。

考点2★★★ 足太阳膀胱经腧穴定位

1. 睛明 在面部，目内眦内上方眶内侧壁凹陷中。

2. 攒竹 在面部，眉头凹陷中，额切迹处。

3. 天柱 在颈后区，横平第 2 颈椎棘突上际，斜方肌外缘凹陷中。

4. 大杼 在脊柱区，第 1 胸椎棘突下，后正中线旁开 1.5 寸。

5. 风门 在脊柱区，第 2 胸椎棘突下，后正中线旁开 1.5 寸。

6. 肺俞 在脊柱区，第 3 胸椎棘突下，后正中线旁开 1.5 寸。

7. 心俞 在脊柱区，第 5 胸椎棘突下，后正中线旁开 1.5 寸。

8. 膈俞 在脊柱区，第 7 胸椎棘突下，后正中线旁开 1.5 寸。

9. 肝俞 在脊柱区，第 9 胸椎棘突下，后正中线旁开 1.5 寸。

10. 胆俞 在脊柱区，第 10 胸椎棘突下，后正中线旁开 1.5 寸。

11. 脾俞 在脊柱区，第 11 胸椎棘突下，后正中线旁开 1.5 寸。

12. 胃俞 在脊柱区，第 12 胸椎棘突下，后正中线旁开 1.5 寸。

13. 肾俞 在脊柱区，第 2 腰椎棘突下，后正中线旁开 1.5 寸。

14. 大肠俞 在脊柱区，第 4 腰椎棘突下，后正中线旁开 1.5 寸。

15. 膀胱俞 在骶区，横平第 2 骶后孔，骶正中嵴旁开 1.5 寸。

16. 次髎 在骶区，正对第 2 骶后孔中。

17. 承扶 在股后区，臀沟的中点。

18. 委阳 在膝部，腘横纹上，股二头肌腱的内侧缘。

19. 委中 在膝后区，腘横纹中点。

20. 膏肓 在脊柱区，第4胸椎棘突下，后正中线旁开3寸。

21. 志室 在腰区，第2腰椎棘突下，后正中线旁开3寸。

22. 秩边 在骶区，横平第4骶后孔，骶正中嵴旁开3寸。

23. 承山 在小腿后区，腓肠肌两肌腹与肌腱交角处。

24. 飞扬 在小腿后区，昆仑穴直上7寸，腓肠肌外下缘与跟腱移行处。

25. 昆仑 在踝区，外踝尖与跟腱之间的凹陷中。

26. 申脉 在踝区，外踝尖直下，外踝下缘与跟骨之间凹陷中。

27. 束骨 在跖区，第5跖趾关节的近端，赤白肉际处。

28. 至阴 在足趾，小趾末节外侧，趾甲根角侧后方0.1寸（指寸）。

考点3★★★　常用腧穴的主治病证

穴位名称	十二脏腑及其相关组织器官病证	神志病	头面五官病	穴位局部病证	特殊主治
睛明			√	√	急性腰痛、坐骨神经痛；心悸、怔忡等心疾
攒竹			√	√	呃逆，急性腰扭伤

续表

穴位 名称	十二脏腑及 其相关组织 器官病证	神志病	头面五 官病	穴位局 部病证	特殊主治
天柱		√	√	√	热病
大杼				√	咳嗽、发热
风门				√	感冒、发热、咳嗽、头痛、哮喘等外感病证及肺系病证
肺俞	√			√	盗汗、骨蒸潮热等阴虚病证；皮肤瘙痒、瘾疹
心俞	√	√			咳嗽、吐血；盗汗；遗精、白浊等男科病证
膈俞					胃痛；呕吐、呃逆、气喘等上逆之证；瘾疹、皮肤瘙痒；潮热、盗汗；血证
肝俞	√	√	√	√	
胆俞	√				肺痨、潮热
脾俞	√			√	黄疸、水肿
胃俞	√				

续表

穴位名称	十二脏腑及其相关组织器官病证	神志病	头面五官病	穴位局部病证	特殊主治
肾俞	√			√	月经不调、带下、不孕等妇科病证；前阴病；消渴
大肠俞	√			√	
膀胱俞	√			√	腹泻、便秘等肠腑病
次髎				√	妇科、男科、前阴病证
承扶				√	痔疾
委阳				√	腹满、癃闭
委中				√	腹痛、急性吐泻、丹毒等血热病证；泌尿系病证
膏肓				√	咳嗽、气喘、肺痨等肺虚病证；盗汗、健忘、遗精等虚劳诸疾
志室				√	遗精、阳痿等肾虚病证
秩边				√	便秘、痔疾、阴痛等前后阴病证

续表

穴位 名称	十二脏腑及 其相关组织 器官病证	神志病	头面五 官病	穴位局 部病证	特殊主治
承山				√	痔疾、便秘;腹 痛、疝气
飞扬			√	√	痔疾
昆仑		√	√	√	滞产
申脉		√	√	√	嗜睡、不寐和眼 睑开合不利病证
束骨		√	√	√	
至阴			√		胎位不正、滞产

第十一单元 足少阴肾经、腧穴

考点1★ 主治概要

1. 头和五官病 头痛,目眩,咽喉肿痛,齿痛,耳聋,耳鸣等。

2. 妇科病、前阴病 月经不调,遗精,阳痿,小便频数等。

3. 经脉循行部位的其他病证 下肢厥冷,内踝肿痛等。

考点2★★★ 足少阴肾经腧穴定位

1. 涌泉 在足底,屈足卷趾时足心最凹陷中。

2. 然谷 在足内侧,足舟骨粗隆下方,赤白肉际处。

3. 太溪 在踝区,内踝尖与跟腱之间的凹陷中。

4. 大钟 在跟区,内踝后下方,跟骨上缘,跟腱附着部前缘凹陷中。

5. 照海 在踝区，内踝尖下 1 寸，内踝下缘边际凹陷中。

6. 复溜 在小腿内侧，内踝尖上 2 寸，跟腱前缘。

7. 肓俞 在腹部，脐中旁开 0.5 寸。

考点3★★★ 常用腧穴的主治病证

穴位名称	泌尿生殖系统疾病及肾病	妇科病	头面五官病	穴位局部病证	特殊主治
涌泉	√		√	√	昏厥、中暑、小儿惊风、癫狂痫等急症及神志疾患；奔豚气
然谷	√	√		√	咯血、咽喉肿痛；消渴、泄泻；小儿脐风、口噤
太溪	√	√	√		咳喘、咳血、胸痛等肺疾
大钟	√			√	痴呆；咽痛、咳血、气喘
照海	√	√	√		失眠、癫痫等神志疾患；便秘
复溜	√			√	腹胀、腹泻；癃闭、水肿；汗证
肓俞		√		√	疝气

第十二单元 手厥阴心包经、腧穴

考点1★ 主治概要

1. 心胸、神志病 心痛，心悸，心烦，胸闷，癫狂痫等。

2. 胃腑病证 胃痛，呕吐等。

3. 经脉循行部位的其他病证 上臂内侧痛，肘臂挛麻，腕痛，掌中热等。

考点2★★★ 手厥阴心包经腧穴定位

1. 天池 在胸部，第4肋间隙，前正中线旁开5寸。

2. 曲泽 在肘前区，肘横纹上，肱二头肌腱的尺侧缘凹陷中。

3. 郄门 在前臂前区，腕掌侧远端横纹上5寸，掌长肌腱与桡侧腕屈肌腱之间。

4. 间使 在前臂前区，腕掌侧远端横纹上3寸，掌长肌腱与桡侧腕屈肌腱之间。

5. 内关 在前臂前区，腕掌侧远端横纹上2寸，掌长肌腱与桡侧腕屈肌腱之间。

6. 大陵 在腕前区，腕掌侧远端横纹中，掌长肌腱与桡侧腕屈肌腱之间。

7. 劳宫 在掌区，横平第3掌指关节近端，第2、3掌骨之间偏于第3掌骨。简便取穴法：半握拳，中指尖下是穴。

8. 中冲 在手指，中指末端最高点。

考点3★★★　常用腧穴的主治病证

穴位名称	心胸、神志病	胃腑病证	穴位局部病证	特殊主治
天池	√		√	瘰疬
曲泽	√	√	√	热病、中暑
郄门	√			疔疮；咯血、衄血等血证
间使	√	√	√	热病，疟疾
内关	√	√	√	中风，眩晕，偏头痛；胁痛，胁下痞块
大陵	√	√	√	
劳宫	√	√		中风昏迷、中暑等急症；鹅掌风
中冲				中风昏迷、中暑、昏厥、小儿惊风等急症；舌下肿痛；高热

第十三单元　手少阳三焦经、腧穴

考点1★　主治概要

1. 头面五官病　头、目、耳、颊、咽喉病等。

2. 热病

3. 经脉循行部位的其他病证　胁肋痛，肩臂外侧痛，上肢挛急、麻木、不遂等。

考点2★★★　手少阳三焦经腧穴定位

1. 关冲　在手指，第4指末节尺侧，指甲根角侧上方

0.1寸（指寸）。

2. **中渚**　在手背，第4、5掌骨间，第4掌指关节近端凹陷中。

3. **阳池**　在腕后区，腕背侧远端横纹上，指伸肌腱尺侧缘凹陷中。

4. **外关**　在前臂后区，腕背侧远端横纹上2寸，尺骨与桡骨间隙中点。

5. **支沟**　在前臂后区，腕背侧远端横纹上3寸，尺骨与桡骨间隙中点。

6. **肩髎**　在三角肌区，肩峰角与肱骨大结节两骨间凹陷中。

7. **翳风**　在颈部，耳垂后方，乳突下端前方凹陷中。

8. **角孙**　在头部，耳尖正对发际处。

9. **耳门**　在耳区，耳屏上切迹与下颌骨髁突之间的凹陷中。

10. **丝竹空**　在面部，眉梢凹陷处。

考点3★★★　常用腧穴的主治病证

穴位名称	头面五官病	热病	穴位局部病证	特殊主治
关冲	√	√		
中渚	√	√	√	疟疾
阳池	√		√	消渴
外关	√	√	√	瘰疬，胁肋痛；疟疾，伤风感冒
支沟	√	√		便秘，暴喑，瘰疬，胁肋痛；落枕
肩髎			√	风疹
翳风	√			瘰疬

续表

穴位名称	头面五官病	热病	穴位局部病证	特殊主治
角孙	√		√	
耳门	√		√	
丝竹空	√			癫痫

第十四单元　足少阳胆经、腧穴

考点1★　主治概要

1. 头面五官病　侧头、目、耳、咽喉病等。

2. 肝胆病　黄疸、口苦、胁痛等。

3. 神志病　癫狂等。

4. 热病

5. 经脉循行部位的其他病证　胁肋痛，下肢痹痛、麻木、不遂等。

考点2★★★　足少阳胆经腧穴定位

1. 瞳子髎　在面部，目外眦外侧0.5寸凹陷中。

2. 听会　在面部，耳屏间切迹与下颌骨髁状突之间的凹陷中。

3. 完骨　在头部，耳后乳突后下方凹陷中。

4. 阳白　在头部，眉上1寸，瞳孔直上。

5. 头临泣　在头部，前发际上0.5寸，瞳孔直上。

6. 风池　在颈后区，枕骨之下，胸锁乳突肌上端与斜方肌上端之间的凹陷中。

7. 肩井　在肩胛区，第7颈椎棘突与肩峰最外侧点连线的中点。

8. 日月　在胸部，第7肋间隙中，前正中线旁开

4寸。

9. 带脉 在侧腹部，第11肋骨游离端垂线与脐水平线的交点上。

10. 环跳 在臀区，股骨大转子最凸点与骶管裂孔连线的外1/3与内2/3交点处。

11. 风市 在股部，腘底上7寸，直立垂手，掌心贴于大腿时，中指尖所指凹陷中，髂胫束后缘。

12. 阳陵泉 在小腿外侧，腓骨头前下方凹陷中。

13. 光明 在小腿外侧，外踝尖上5寸，腓骨前缘。

14. 悬钟 在小腿外侧，外踝尖上3寸，腓骨前缘。

15. 丘墟 在踝区，外踝的前下方，趾长伸肌腱的外侧凹陷中。

16. 足临泣 在足背，第4、5跖骨底结合部的前方，第5趾长伸肌腱外侧凹陷中。

17. 侠溪 在足背，第4、5跖骨间，趾蹼缘后方赤白肉际处。

18. 足窍阴 在足趾，第4趾末节外侧，趾甲根角侧后方0.1寸（指寸）。

考点3★★★ 常用腧穴的主治病证

穴位名称	头面五官病	肝胆病	神志病、热病	穴位局部病证	特殊主治
瞳子髎	√			√	
听会	√			√	
完骨	√			√	不寐
阳白	√			√	
头临泣	√		√		小儿惊风

续表

穴位名称	头面五官病	肝胆病	神志病、热病	穴位局部病证	特殊主治
风池	√	√		√	恶寒发热、口眼㖞斜等外风所致的病证
肩井	√			√	难产、乳痈、乳汁不下等妇产科及乳房疾患；瘰疬
日月		√			
带脉				√	月经不调、经闭、赤白带下等妇科经带病证；疝气
环跳				√	风疹
风市				√	遍身瘙痒
阳陵泉		√		√	小儿惊风；脚气
光明	√				乳房胀痛、乳少等乳疾
悬钟		√		√	中风、颈椎病等骨、髓病；颈项强痛、偏头痛、咽喉肿痛
丘墟		√		√	疟疾；偏头痛
足临泣	√			√	月经不调、乳痈；瘰疬；疟疾
侠溪	√	√	√		乳痈
足窍阴	√	√	√	√	

第十五单元 足厥阴肝经、腧穴

考点1★ 主治概要

1. 肝胆病 黄疸，胸胁胀痛，呕逆，中风、头痛、眩晕、惊风等。

2. 妇科病、前阴病 月经不调、痛经、崩漏、带下、遗尿、小便不利等。

3. 经脉循行部位的其他病证 下肢痹痛、麻木、不遂等。

考点2★★★ 足厥阴肝经腧穴定位

1. 大敦 在足趾，大趾末节外侧，趾甲根角侧后方0.1寸（指寸）。

2. 行间 在足背，第1、2趾间，趾蹼缘后方赤白肉际处。

3. 太冲 在足背，第1、2跖骨间，跖骨底结合部前方凹陷中，或触及动脉搏动处。

4. 蠡沟 在小腿内侧，内踝尖上5寸，胫骨内侧面的中央。

5. 曲泉 在膝部，腘横纹内侧端，半腱肌肌腱内缘凹陷中。

6. 章门 在侧腹部，第11肋游离端的下际。

7. 期门 在胸部，第6肋间隙，前正中线旁开4寸。

考点3★★★ 常用腧穴的主治病证

穴位名称	肝胆病	泌尿生殖妇科疾病	穴位局部病证	特殊主治
大敦		√		癫痫；疝气，少腹痛
行间	√	√		头痛、目眩、青盲、目赤肿痛等头面五官热性病证
太冲	√	√	√	目赤肿痛、青盲、咽喉干痛、耳鸣、耳聋等头面五官热性病证
蠡沟		√	√	
曲泉		√		
章门	√			腹胀、泄泻、痞块等胃肠病证
期门	√			奔豚气，乳痈

第十六单元 督脉、腧穴

考点1★ 主治概要

1. **脏腑病** 五脏六腑相关病证。

2. **神志病** 癫狂痫等。

3. **热病**

4. **头面五官病** 头痛，口㖞，面肿等。

5. 经脉循行部位的其他病证 腰骶、背项疼痛等。

考点 2★★ 督脉腧穴定位

1. 长强 在会阴区，尾骨下方，尾骨端与肛门连线的中点处。

2. 腰阳关 在脊柱区，第 4 腰椎棘突下凹陷中，后正中线上。

3. 命门 在脊柱区，第 2 腰椎棘突下凹陷中，后正中线上。

4. 至阳 在脊柱区，第 7 胸椎棘突下凹陷中，后正中线上。

5. 身柱 在脊柱区，第 3 胸椎棘突下凹陷中，后正中线上。

6. 大椎 在脊柱区，第 7 颈椎棘突下凹陷中，后正中线上。

7. 哑门 在颈后区，第 2 颈椎棘突上际凹陷中，后正中线上。

8. 风府 在颈后区，枕外隆凸直下，两侧斜方肌之间凹陷中。

9. 百会 在头部，前发际正中直上 5 寸。

10. 上星 在头部，前发际正中直上 1 寸。

11. 素髎 在面部，鼻尖的正中央。

12. 水沟 在面部，人中沟的上 1/3 与中 1/3 交点处。

13. 印堂 在头部，两眉毛内侧端中间的凹陷中。

考点 3★★★ 常用腧穴的主治病证

穴位名称	脏腑病	神志病	经脉循行部位	特殊主治
长强	√	√	√	

续表

穴位名称	脏腑病	神志病	经脉循行部位	特殊主治
腰阳关			√	月经不调、赤白带下等妇科病证；遗精、阳痿等男科病证
命门	√		√	月经不调、赤白带下、痛经、经闭、不孕等妇科病证；遗精、阳痿等男科病证
至阳	√		√	咳嗽，气喘
身柱		√	√	疔疮发背，外感病证
大椎		√	√	外感病证；热病，骨蒸潮热；风疹、痤疮；咳嗽、气喘等肺失宣降证
哑门		√	√	暴喑、舌强不语
风府		√	√	中风、眩晕、发热、项强等内、外风证；目痛、鼻衄等五官病证
百会		√	√	脱肛、阴挺、胃下垂等气虚下陷证
上星		√	√	热病、疟疾
素髎			√	惊厥、昏迷、晕厥、脱证等急症

续表

穴位名称	脏腑病	神志病	经脉循行部位	特殊主治
水沟		√	√	昏迷、晕厥、中风等急症，急救要穴之一；闪挫腰痛，脊背强痛
印堂		√	√	小儿惊风，产后血晕，子痫

第十七单元 任脉、腧穴

考点1★ 主治概要

1. 脏腑病 腹部、胸部相关脏腑病。

2. 妇科病、男科病及前阴病 月经不调，痛经，带下，遗精，阳痿，小便不利，遗尿等。

3. 神志病 癫痫，失眠等。

4. 虚证 部分腧穴有强壮作用，主治虚劳、虚脱等证。

5. 经脉循行部位的其他病证 颈、头、胸、腹的局部病证。

考点2★★★ 任脉腧穴定位

1. 中极 在下腹部，脐中下4寸，前正中线上。

2. 关元 在下腹部，脐中下3寸，前正中线上。

3. 气海 在下腹部，脐中下1.5寸，前正中线上。

4. 神阙 在脐区，脐中央。

5. 下脘 在上腹部，脐中上2寸，前正中线上。

6. 建里 在上腹部，脐中上3寸，前正中线上。

7. 中脘　在上腹部，脐中上 4 寸，前正中线上。

8. 上脘　在上腹部，脐中上 5 寸，前正中线上。

9. 膻中　在胸部，横平第 4 肋间隙，前正中线上。

10. 天突　在颈前区，胸骨上窝中央，前正中线上。

11. 廉泉　在颈前区，喉结上方，舌骨上缘凹陷中，前正中线上。

12. 承浆　在面部，颏唇沟的正中凹陷处。

考点3★★★　常用腧穴的主治病证

穴位名称	脏腑病	泌尿生殖妇科疾病	神志病	虚证	穴位局部病证	特殊主治
中极		√			√	
关元	√	√		√	√	保健要穴
气海	√	√		√	√	保健要穴
神阙	√	√		√	√	保健要穴
下脘	√				√	
建里	√				√	水肿
中脘	√		√		√	黄疸
上脘	√		√		√	
膻中	√				√	胸肺气机不畅病证；胃气上逆证
天突	√				√	瘿气、梅核气、暴喑
廉泉					√	
承浆			√		√	暴喑

第十八单元 毫针刺法

考点1★★ 进针方法

1. 指切进针法 适用于短针的进针。

2. 夹持进针法 适用于长针的进针。

3. 舒张进针法 主要用于皮肤松弛部位腧穴的进针。

4. 提捏进针法 主要用于皮肉浅薄部位腧穴的进针，如印堂穴。

考点2★★ 行针手法

1. 基本手法 包括提插法和捻转法两种。

2. 辅助手法 包括循法、弹法、刮法、摇法、飞法、震颤法。

考点3★★★ 针刺补泻

1. 捻转补泻

（1）补法 捻转角度小，用力轻，频率慢，操作时间短，拇指向前、食指向后。

（2）泻法 捻转角度大，用力重，频率快，操作时间长，拇指向后、食指向前。

2. 提插补泻

（1）补法 先浅后深，重插轻提，提插幅度小，频率慢，操作时间短。

（2）泻法 先深后浅，轻插重提，提插幅度大，频率快，操作时间长。

3. 疾徐补泻

（1）补法 进针时徐徐刺入，少捻转，疾速出针。

（2）泻法 进针时疾速刺入，多捻转，徐徐出针。

4. 迎随补泻

（1）补法　进针时，针尖随着经脉循行去的方向刺入。

（2）泻法　进针时，针尖迎着经脉循行来的方向刺入。

5. 呼吸补泻

（1）补法　患者呼气时进针，吸气时出针。

（2）泻法　患者吸气时进针，呼气时出针。

6. 开阖补泻

（1）补法　出针后迅速揉按针孔。

（2）泻法　出针时摇大针孔而不按压。

7. 平补平泻

第十九单元　灸法

考点★★★　间接灸

1. 隔姜灸　温胃止呕、散寒止痛。常用于因寒而致的呕吐、腹痛及风寒痹痛等病证。

2. 隔蒜灸　清热解毒、杀虫。多用于治疗瘰疬、肺痨及肿疡初起等病证。

3. 隔盐灸　回阳、救逆、固脱。多用于治疗伤寒阴证或吐泻并作、中风脱证等病证。

4. 隔附子饼灸　温补肾阳。多用于治疗命门火衰而致的阳痿、早泄或疮疡久溃不敛等病证。

第二十单元　内科病证的针灸治疗

考点1★★★　头痛

　　<u>主穴</u>　百会、风池、阿是穴、合谷。

　　<u>趣记</u>　风是百合。

考点2★★　面痛

　　<u>主穴</u>　攒竹、四白、下关、地仓、合谷、太冲、内庭。

　　<u>趣记</u>　竹太白内下谷仓。

考点3★★★　腰痛

　　<u>主穴</u>　大肠俞、阿是穴、委中。

　　<u>趣记</u>　大常委。

考点4★★★　痹证

　　<u>主穴</u>　阿是穴，局部经穴。

　　<u>配穴</u>　①行痹配膈俞、血海。②痛痹配肾俞、关元。③着痹配阴陵泉、足三里。④热痹配大椎、曲池。

考点5★★　坐骨神经痛

　　<u>主穴</u>

　　1. 足太阳经证　腰夹脊、秩边、委中、承山、昆仑、阿是穴。

　　<u>趣记</u>　陈昆为治腰。

　　2. 足少阳经证　腰夹脊、环跳、阳陵泉、悬钟、丘墟、阿是穴。

　　<u>趣记</u>　环球要宣扬。

考点6★★★　中风

1. 中经络

<u>主穴</u>　水沟、内关、三阴交、极泉、尺泽、委中。

<u>趣记</u>　关中三尺泉水。

2. 中脏腑

(1) 闭证　水沟、十二井穴、太冲、丰隆、劳宫。

<u>趣记</u>　十二井水冲龙宫。

(2) 脱证　关元、神阙。

考点7★★★　眩晕

1. 实证

<u>主穴</u>　百会、风池、太冲、内关。

<u>趣记</u>　白痴冲关，眩晕。

2. 虚证

<u>主穴</u>　百会、风池、肝俞、肾俞、足三里。

<u>趣记</u>　肝肾二叔会三里池。

考点8★★★　面瘫

<u>主穴</u>　攒竹、阳白、四白、颧髎、颊车、地仓、合谷、太冲。

<u>趣记</u>　攒四驾车冲谷仓撩阳白。

考点9★★★　痿证

<u>主穴</u>

1. 上肢　肩髃，曲池，外关，合谷，颈、胸段夹脊穴。

<u>趣记</u>　关谷夹鱼吃。

2. 下肢　髀关、足三里、阳陵泉、悬钟、三阴交、解溪、腰部夹脊穴。

<u>趣记</u>　要结交关里钟灵。

考点 10 ★★★　痫病

1. 发作期

<u>主穴</u>　水沟、百会、后溪、内关、涌泉。

<u>趣记</u>　泉水会溪内。

2. 间歇期

<u>主穴</u>　印堂、鸠尾、间使、太冲、丰隆、腰奇。

<u>趣记</u>　唐太监骑龙尾。

考点 11 ★★★　不寐

<u>主穴</u>　百会、安眠、神门、三阴交、照海、申脉。

<u>趣记</u>　三百海参安神。

考点 12 ★★　郁证

<u>主穴</u>　百会、印堂、水沟、内关、神门、太冲。

<u>趣记</u>　水神冲关拜堂。

考点 13 ★　痴呆

<u>主穴</u>　百会、印堂、四神聪、内关、太溪、悬钟。

<u>趣记</u>　会堂内有四神，太玄。

考点 14 ★★★　心悸

<u>主穴</u>　内关、神门、郄门、心俞、巨阙。

<u>趣记</u>　巨阙叔关二门。

考点 15 ★★★　感冒

<u>主穴</u>　列缺、合谷、风池、大椎、太阳。

<u>趣记</u>　大谷池缺太阳。

考点 16 ★★★　咳嗽

1. 外感咳嗽

<u>主穴</u>　肺俞、列缺、合谷。

趣记 肺外列谷。

2. 内伤咳嗽

主穴 肺俞、太渊、三阴交。

趣记 肺内太阴。

考点 17★★★ 哮喘

1. 实证

主穴 列缺、尺泽、肺俞、中府、定喘。

趣记 肺喘缺中泽。

2. 虚证

主穴 肺俞、膏肓、肾俞、太渊、太溪、足三里、定喘。

趣记 肺肾二叔搞定三太太。

考点 18★★★ 呕吐

主穴 中脘、足三里、内关。

趣记 中关足。

考点 19★★★ 胃痛

主穴 中脘、足三里、内关。

趣记 中关足。

考点 20★★★ 泄泻

1. 急性泄泻

主穴 天枢、上巨虚、阴陵泉、水分。

趣记 泉水上天。

2. 慢性泄泻

主穴 神阙、天枢、足三里、公孙。

趣记 公孙天神住山里。

考点 21★★★ 便秘

主穴 天枢、大肠俞、上巨虚、支沟。

趣记　天上大沟。

考点22★★　癃闭

1. 实证

主穴　中极、膀胱俞、秩边、阴陵泉、三阴交。

趣记　三中旁边泉。

2. 虚证

主穴　关元、脾俞、肾俞、三焦俞、秩边。

趣记　三叔审批边关。

考点23★★　消渴

主穴　胃脘下俞、肺俞、脾俞、肾俞、太溪、三阴交。

趣记　三消四叔交太溪。

第二十一单元　妇儿科病证的针灸治疗

考点1★★★　月经不调

1. 月经先期

主穴　关元、三阴交、血海。

趣记　先交关元血。

2. 月经后期

主穴　气海、三阴交、归来。

趣记　后交归来气。

3. 月经先后无定期

主穴　关元、三阴交、肝俞。

趣记　先后交肝元。

考点2★★★　痛经

1. 实证

主穴　中极、次髎、地机、三阴交、十七椎。

趣记 三十七次中地。

2. 虚证

主穴 关元、足三里、三阴交、十七椎。

趣记 交三十七元。

考点3★★★ 崩漏

1. 实证

主穴 关元、三阴交、隐白。

趣记 三百元治实崩。

2. 虚证

主穴 气海、三阴交、肾俞、足三里。

趣记 三三肾海治虚崩。

考点4★★ 绝经前后诸证

主穴 肾俞、肝俞、太溪、气海、三阴交。

趣记 肝肾二叔气三太。

考点5★★ 带下病

主穴 带脉、中极、白环俞、三阴交。

趣记 阴中白带。

考点6★★★ 缺乳

主穴 乳根、膻中、少泽。

趣记 膻中少乳。

考点7★★★ 遗尿

主穴 关元、中极、膀胱俞、三阴交。

趣记 关中三叔。

考点8★★ 小儿多动症

主穴 印堂、四神聪、太溪、风池、神门、内关

趣记 四神关门戏池塘。

第二十二单元　皮外伤科病证的针灸治疗

考点1★★★　瘾疹

<u>主穴</u>　曲池、合谷、血海、膈俞、三阴交、委中。

<u>趣记</u>　三哥去海河中。

考点2★★★　蛇串疮

<u>主穴</u>　局部阿是穴、相应夹脊穴。

<u>配穴</u>　①肝胆火盛配行间、侠溪。②脾胃湿热配阴陵泉、内庭。③瘀血阻络配血海、三阴交。④便秘配天枢。⑤心烦配神门。

考点3★　神经性皮炎

<u>主穴</u>　阿是穴、曲池、合谷、血海、膈俞。

<u>趣记</u>　阿哥去海河。

考点4★★　乳癖

<u>主穴</u>　膻中、乳根、屋翳、期门、足三里、太冲。

<u>趣记</u>　乳中污气太充足。

考点5★★　颈椎病

<u>主穴</u>　颈夹脊、天柱、风池、曲池、悬钟、阿是穴。

趣记　阿静注重曲风。

考点6★★★　落枕

<u>主穴</u>　外劳宫、天柱、阿是穴、后溪、悬钟。

<u>趣记</u>　后天选老公。

考点7★★　漏肩风

<u>主穴</u>　肩髃、肩髎、肩贞、阿是穴、阳陵泉、条口透

承山。

趣记　四条山泉见了真鱼。

考点8★★　扭伤

主穴　阿是穴、扭伤局部经穴。

腰部：阿是穴、大肠俞、腰痛点、委中。

颈部：阿是穴、风池、绝骨、后溪。

肩部：阿是穴、肩髃、肩髎、肩贞。

肘部：阿是穴、曲池、小海、天井。

腕部：阿是穴、阳溪、阳池、阳谷。

髋部：阿是穴、环跳、秩边、居髎。

膝部：阿是穴、膝眼、膝阳关、梁丘。

踝部：阿是穴、申脉、解溪、丘墟。

考点9★　肘劳

主穴　阿是穴。

配穴　①手阳明经证配曲池、手三里。②手太阳经证配阳谷、小海。③手少阳经证配外关、天井。

第二十三单元　五官科病证的针灸治疗

考点1★★　目赤肿痛

主穴　睛明、太阳、风池、合谷、太冲。

趣记　何故太阳净明，风太冲。

考点2★★★　耳鸣耳聋

1. 实证

主穴　听会、翳风、中渚、侠溪。

趣记　侠溪听中医。

2. 虚证

主穴　听宫、翳风、太溪、肾俞。

趣记　深宫太医。

考点3★★　鼻衄

主穴　迎香、印堂、风池、合谷、足三里

趣记　故里迎池塘。

考点4★★★　牙痛

主穴　合谷、颊车、下关。

趣记　何故下车。

考点5★★★　咽喉肿痛

1. 实证

主穴　少商、合谷、尺泽、关冲。

趣记　何故斥责关少。

2. 虚证

主穴　太溪、照海、列缺、鱼际。

趣记　溪海缺鱼。

考点6★　近视

主穴　睛明、承泣、风池、光明。

趣记　成名风光。

配穴　①心脾两虚配心俞、脾俞、足三里。②肝肾不足配肝俞、肾俞、太溪、太冲。

第二十四单元 急症及其他病证的针灸治疗

考点1★★ 晕厥

<u>主穴</u> 水沟、百会、内关、足三里。

<u>配穴</u> ①虚证配气海、关元。②实证配合谷、太冲。

<u>趣记</u> 水沟里关会。

考点2★★ 内脏绞痛

1. 心绞痛

<u>主穴</u> 内关、郄门、阴郄、膻中。

<u>趣记</u> 关中二郄。

2. 胆绞痛

<u>主穴</u> 胆囊穴、阳陵泉、胆俞、日月。

<u>趣记</u> 二胆日月泉。

3. 肾绞痛

<u>主穴</u> 肾俞、膀胱俞、中极、三阴交、阴陵泉。

<u>趣记</u> 身胖中三拳。

考点3★ 肥胖症

<u>主穴</u> 曲池、天枢、阴陵泉、丰隆、太冲。

<u>趣记</u> 阴天去冲锋。

附★★★ 常用配穴

1. **肝阳上亢证** 太溪配太冲（或行间、侠溪）。
2. **痰湿证** 中脘、丰隆、阴陵泉、头维、公孙。
3. **瘀血证** 血海、膈俞、三阴交（妇科多用）。
4. **血虚证** 脾俞、足三里。
5. **气虚证** 气海、足三里。

6. 肝郁气滞证 太冲、行间、章门、侠溪。

7. 肾虚证 肾俞、太溪。

8. 胃热证 内庭。

9. 肝火证 行间。

10. 外感热证 大椎、曲池。

11. 脾胃虚弱证 脾俞、胃俞。

12. 肝肾亏虚证 肝俞、肾俞。

13. 心胆气虚证 心俞、胆俞。

14. 风寒证 风门。

西 医 综 合

诊断学基础

第一单元　症状学

考点1★　感染性发热的病因

临床最多见，各种病原体所引起的急、慢性感染均能引起感染性发热。常见病因见下表：

病原体	常见疾病
病毒	病毒性上呼吸道感染、病毒性肝炎、流行性乙型脑炎、脊髓灰质炎、麻疹、流行性感冒、流行性腮腺炎、水痘等
细菌	伤寒、结核病、布鲁菌病、细菌性心内膜炎、肺炎链球菌肺炎、猩红热、急性细菌性痢疾、丹毒、流行性脑脊髓膜炎等
支原体	肺炎支原体肺炎
立克次体	斑疹伤寒、恙虫病
螺旋体	钩端螺旋体病、回归热
真菌	念珠菌病、隐球菌病
寄生虫	疟疾、急性血吸虫病、阿米巴肝脓肿

考点2★★★　　发热的热型和临床意义

	体温曲线	常见疾病
稽留热	持续于 39~40℃以上，达数日或数周，24 小时波动范围不超过 1℃	肺炎链球菌肺炎、伤寒、斑疹伤寒高热期
弛张热	体温在 39℃以上，但波动幅度大，24 小时内体温波动在 2℃以上，最低时一般仍高于正常水平	败血症、风湿热、重症肺结核、化脓性炎症
间歇热	高热期与无热期交替出现，即体温骤升达高峰后持续数小时，又迅速降至正常水平，无热期（间歇期）可持续 1 日至数日，如此反复发作	疟疾、急性肾盂肾炎
回归热	骤然升至 39℃以上，持续数日后又骤然下降至正常水平，高热期与无热期各持续若干日后即有规律地交替一次	回归热、霍奇金病
波状热	逐渐升高达 39℃或以上，数天后逐渐下降至正常水平，数天后再逐渐升高，如此反复多次	布鲁菌病
不规则热	发热无一定规律	结核病、风湿热、支气管肺炎、渗出性胸膜炎、感染性心内膜炎

考点3★　　头痛的问诊要点及临床意义

1. 头痛的性质　　三叉神经痛表现为颜面部发作性电击样疼痛；舌咽神经痛的特点是咽后部发作性疼痛并向耳及枕部放射；血管性头痛为搏动样头痛。

2. 头痛伴呕吐 见于脑膜炎、脑炎、脑肿瘤等引起的颅内压增高。

考点4★★★ 胸痛的问诊要点及临床意义

	性质
心绞痛	压榨样痛，可伴有窒息感
心肌梗死	疼痛更为剧烈并有恐惧、濒死感
干性胸膜炎	尖锐刺痛或撕裂痛，伴呼吸时加重，屏气时消失
肺梗死	突然剧烈刺痛或绞痛，常伴有呼吸困难与发绀

考点5★★★ 腹痛的问诊要点及临床意义

1. 部位 急性阑尾炎早期疼痛在脐周或上腹部，数小时后转移至右下腹；小肠绞痛位于脐周；结肠疾病疼痛多位于下腹或左下腹；膀胱炎、盆腔炎症及异位妊娠破裂引起的疼痛在下腹部。

2. 性质与程度 消化性溃疡常有慢性、周期性、节律性中上腹隐痛或灼痛，如突然呈剧烈的刀割样、烧灼样持续性疼痛，可能并发急性穿孔；胆石症、泌尿道结石及肠梗阻时呈剧烈绞痛；剑突下钻顶样痛是胆道蛔虫梗阻的特征；肝癌疼痛多呈进行性锐痛；慢性肝炎与淤血性肝肿大多为持续性胀痛。

考点6★★★ 咳嗽与咳痰的问诊要点及临床意义

1. 音色 犬吠样——喉头炎症水肿或气管受压；鸡鸣样吼声——百日咳；金属调咳嗽——可由纵隔肿瘤或支气管癌直接压迫气管。

2. 痰的性质与量 粉红色泡沫痰是肺水肿的特征。

考点7★★ 咯血的病因

1. 支气管疾病 常见于支气管扩张症、支气管肺癌、支气管内膜结核和慢性支气管炎等。

2. 肺部疾病 如肺结核、肺炎链球菌肺炎、肺脓肿等。肺结核为我国最常见的咯血原因。

3. 心血管疾病 如风湿性心脏病二尖瓣狭窄所致的咯血等。

4. 其他 如血小板减少症、白血病、血友病、肺出血型钩端螺旋体病、流行性出血热等。

考点8★★★ 呼吸困难的临床表现

1. 肺源性呼吸困难

	表现	常见于
吸气性	<u>三凹征</u>	急性喉炎，喉水肿，喉痉挛，白喉，喉癌，气管异物，支气管肿瘤或气管受压等
呼气性	伴有广泛哮鸣音	支气管哮喘、喘息型慢性支气管炎、<u>慢性阻塞性肺疾病</u>
混合性	吸气与呼气均感费力	重症肺炎、重症肺结核、大面积肺不张、大块肺梗死、大量胸腔积液和气胸

2. 心源性呼吸困难 夜间阵发性呼吸困难。左心衰竭时，因肺淤血常出现阵发性呼吸困难，多在夜间入睡后发生。发作时，患者被迫坐起喘气和咳嗽，重者面色青紫、大汗、呼吸有哮鸣声，咳浆液性粉红色泡沫样痰，两肺底湿啰音，心率增快，此种呼吸又称为心源性哮喘。常见于高血压性心脏病、冠状动脉粥样硬化性心脏病、风湿性心瓣膜病、心肌炎等引起的左心衰竭。

3. 几种特殊原因导致的不同呼吸改变

		对呼吸的影响	临床意义
中毒性呼吸困难	代酸	深大而规则——Kussmaul 呼吸	尿毒症、糖尿病酮症酸中毒
	药物及毒物中毒	慢——潮式呼吸	吗啡、巴比妥类、有机磷农药中毒
中枢性呼吸困难		慢、深	脑出血、颅内压增高、颅脑外伤
精神或心理性呼吸困难		浅、快	癔症、抑郁症

考点9★★　水肿的临床表现

1. 心源性水肿　特点是<u>下垂性水肿</u>。

2. 肾源性水肿　特点为早晨起床后眼睑或颜面水肿。

3. 肝源性水肿　常伴有肝功能受损及门静脉高压等表现，可见肝掌、蜘蛛痣等。

4. 营养不良性水肿　患者往往有贫血、乏力、消瘦等营养不良的表现。

5. 内分泌源性水肿　见于甲状腺功能减退症等黏液性水肿，特点是非凹陷性。

考点10★★　恶心与呕吐的病因

1. 反射性呕吐　<u>消化系统疾病</u>，胃源性呕吐，如急慢性胃炎、消化性溃疡、胃肿瘤、幽门梗阻、功能性消化不良等引起的呕吐常与进食有关，多伴有恶心先兆，吐后感轻松；肠源性呕吐见于急性肠炎、急性阑尾炎、肠梗阻等，肠梗阻者常伴腹痛、肛门停止排便排气；急慢性肝炎、急慢性胆囊炎、胆石症、胆道蛔虫、急性胰腺炎、急性腹膜炎等呕吐的特点是有恶心先兆，呕吐后不觉轻松。

2. 中枢性呕吐

（1）**中枢神经系统疾病** ①脑血管疾病：如高血压脑病、脑栓塞、脑出血、椎–基底动脉供血不足等。②颅内感染：如脑炎、脑膜炎、脑脓肿、脑寄生虫等。

（2）**全身疾病** ①感染。②内分泌与代谢紊乱：如早孕反应、甲状腺危象、Addison病危象、糖尿病酮症酸中毒、尿毒症水和电解质及酸碱平衡紊乱等。③其他：如休克、缺氧、中暑、急性溶血等。

（3）**药物反应与中毒** 如洋地黄、吗啡、雌激素、雄激素、环磷酰胺，以及有机磷中毒、毒蕈中毒、酒精中毒、食物中毒等。

考点11★★★ 呕血与黑便的病因

1. 食管疾病

2. 胃及十二指肠疾病 最常见的原因是消化性溃疡。

3. 肝、胆、胰的疾病

4. 全身性疾病 上消化道大出血前四位的病因是：<u>消化性溃疡、食管与胃底静脉曲张破裂、急性胃黏膜病变及胃癌</u>。

考点12★★ 上消化道出血量的估计

临床或检查结果	估计出血量
大便隐血试验阳性	5mL以上
黑便	60mL以上
呕血	胃内蓄积血量达300mL
头昏、眼花、口干、乏力、皮肤苍白、心悸不安、出冷汗，甚至昏倒	一次达500mL以上
周围循环衰竭	800~1000mL以上

考点 13★★　呕血与黑便的伴随症状

1. 伴慢性、周期性、节律性上腹痛，见于消化性溃疡。

2. 伴蜘蛛痣、肝掌、黄疸、腹壁静脉曲张、腹水、脾肿大，见于肝硬化门静脉高压。

3. 伴皮肤黏膜出血，见于血液病及急性传染病。

4. 伴右上腹痛、黄疸、寒战高热，见于急性梗阻性化脓性胆管炎。

考点 14★★★　各型黄疸的实验室检查特点

1. 溶血性黄疸　血清总胆红素增多，以非结合胆红素为主，结合胆红素基本正常或轻度增高，尿胆原增多，尿胆红素阴性，大便颜色变深。具有溶血性贫血的改变，如贫血、网织红细胞增多、血红蛋白尿、骨髓红细胞系增生旺盛等。

2. 肝细胞性黄疸　血清结合及非结合胆红素均增多。尿中尿胆原通常增多，尿胆红素阳性。大便颜色通常改变不明显。有转氨酶升高等肝功能受损的表现。

3. 胆汁淤积性黄疸（阻塞性黄疸）　血清结合胆红素明显增多。尿胆原减少或阴性，尿胆红素阳性。尿色深，大便颜色变浅。反映胆道梗阻的指标改变，如血清碱性磷酸酶总胆固醇增高等。

考点 15★★　抽搐的伴随症状

抽搐伴随症状	可能的疾病
不伴意识丧失	破伤风、狂犬病、低钙抽搐、癔症性抽搐等
高热	颅内与全身的感染性疾病、小儿高热惊厥

续表

抽搐伴随症状	可能的疾病
高血压	高血压脑病、高血压脑出血、妊娠高血压综合征
脑膜刺激征	各种脑膜炎及蛛网膜下腔出血
瞳孔散大、意识丧失、大小便失禁	癫痫强直-阵挛发作
肢体偏瘫	脑血管疾病及颅内占位

考点16★★★　意识障碍的临床表现

1. 嗜睡　是最轻的意识障碍，患者处于病理的睡眠状态，表现为持续性的睡眠状态。

2. 昏睡　是一种比嗜睡重的意识障碍。患者处于熟睡状态，不易被唤醒。

3. 昏迷　意识丧失，任何强大的刺激都不能被唤醒，是最严重的意识障碍。

4. 意识模糊　轻度意识障碍，意识障碍程度较嗜睡重。

5. 谵妄　谵妄是一种以兴奋性增高为主的急性高级神经中枢活动失调状态。

考点17★　意识障碍的问诊要点及临床意义

伴发热	先发热后有意识障碍，见于脑膜炎、脑炎、败血症等；先有意识障碍后发热，见于脑出血、蛛网膜下腔出血、脑肿瘤、脑外伤等
伴呼吸缓慢	见于吗啡、巴比妥类、有机磷杀虫剂等中毒及颅内高压等
伴瞳孔散大	见于脑疝、脑外伤，颠茄类、酒精、氰化物等中毒，癫痫，低血糖昏迷等

续表

伴瞳孔缩小	见于脑桥出血，吗啡类、巴比妥类及有机磷杀虫剂等中毒
伴高血压	见于高血压脑病、脑梗死、脑出血、尿毒症等
伴心动过缓	见于颅内高压症、房室传导阻滞、甲状腺功能减退症、吗啡类中毒等
伴脑膜刺激征	见于各种脑膜炎、蛛网膜下腔出血等

第二单元　检体诊断

考点1★★　叩诊的方法及常见叩诊音

	生理情况	病理状态
清音	正常肺部的叩诊音	
浊音	肺的边缘所覆盖的心脏或肝脏部分	肺组织含气量减少（如肺炎）
鼓音	胃泡区及腹部	肺空洞、气胸或气腹
过清音		阻塞性肺疾病
实音	心脏、肝脏	大量胸腔积液或肺实变

考点2★　嗅诊常见异常气味及临床意义

痰液	血腥味，见于大咯血患者
	痰液恶臭，提示支气管扩张症或肺脓肿
脓液	恶臭味考虑气性坏疽的可能
呕吐物	粪臭味见于肠梗阻
	酒味见于饮酒或醉酒等
	浓烈的酸味见于幽门梗阻或狭窄等

459

续表

	浓烈的酒味见于酒后或醉酒
	刺激性蒜味见于有机磷农药中毒
呼气味	烂苹果味见于糖尿病酮症酸中毒
	氨味见于尿毒症
	腥臭味见于肝性脑病

考点3★   体温测量

1. 口腔温度　正常值为 36.3~37.2℃。口测法温度虽较可靠，但对婴幼儿及意识障碍者则不宜使用。

2. 肛门温度　正常值为 36.5~37.7℃。肛门温度较口腔温度高 0.3~0.5℃。适用于小儿及神志不清的患者。

3. 腋下温度　正常值为 36~37℃。腋测法较安全、方便，不易发生交叉感染。

考点4★★★   血压测量

根据《中国高血压防治指南》（2010 年修订版），血压水平的定义和分类标准见下表：

分类	收缩压（mmHg）		舒张压
正常血压	<120	和	<80
正常高值	120~139	和/或	80~89
高血压	≥140	和/或	≥90
1 级高血压（轻度）	140~159	和/或	90~99
2 级高血压（中度）	160~179	和/或	100~109
3 级高血压（重度）	≥180	和/或	≥110
单纯收缩期高血压	≥140	和	<90

脉压增大和减小。脉压>40mmHg 称为脉压增大，见

于<u>主动脉瓣关闭不全</u>、动脉导管未闭、动静脉瘘、高热、甲状腺功能亢进症、严重贫血、动脉硬化等。脉压＜30mmHg 称为脉压减小，见于<u>主动脉瓣狭窄</u>、心力衰竭、休克、心包积液、缩窄性心包炎等。

考点5★★★　面容与表情

	急性病容	慢性病容	甲亢面容	黏液性水肿面容	二尖瓣面容	伤寒面容	苦笑面容	满月面容	肢肥大症面容
关键词	面色潮红	面色晦暗	眼球突出，目光闪烁	睑厚面宽，颜面浮肿	双颊紫红	表情淡漠，无欲状态	牙关紧闭，面肌痉挛	面圆如满月，伴痤疮	头颅增大，耳鼻增大，脸面变长
见于	肺炎、急性化脓性阑尾炎、流脑	肝硬化、恶性肿瘤、严重肺结核等消耗性疾病	甲亢	甲减	风心病、二狭	伤寒、脑脊髓膜炎、脑炎	破伤风	库欣综合征、长期应用肾上腺皮质激素的患者	肢端肥大症

461

考点6★★ 体位检查

1. **自动体位** 见于<u>正常人、轻病或疾病早期</u>。
2. **被动体位** 见于<u>极度衰弱或意识丧失</u>的患者。
3. **强迫体位**

体位	仰卧位	俯卧位	侧卧位	坐位（端坐呼吸）	辗转体位	角弓反张位	蹲位
<u>见于</u>	<u>急性腹膜炎</u>	<u>脊柱疾病</u>	<u>一侧胸膜炎及大量胸腔积液</u>	<u>心肺功能不全</u>	<u>胆绞痛、肾绞痛、肠绞痛</u>	<u>破伤风及小儿脑膜炎</u>	<u>发绀型先天性心脏病</u>

考点7★★★ 步态检查

步态	痉挛性偏瘫步态（划圈样）	剪刀步态	醉酒步态	慌张步态	蹒跚步态（鸭步）	共济失调步态	间歇性跛行	跨阈步态
<u>见于</u>	<u>急性脑血管疾病后遗症</u>	脑瘫或截瘫患者	小脑病变、酒精中毒	震颤麻痹	佝偻病、大骨节病、进行性肌营养不良、先天性双髋关节脱位	<u>小脑或脊髓后索病变，如脊髓痨</u>	闭塞性动脉硬化、高血压动脉硬化	腓总神经麻痹

考点8★★★ 皮疹、皮下出血、蜘蛛痣检查

1. **皮疹的检查**

	表现	见于
斑疹	局部皮肤发红，<u>不高出皮肤</u>	麻疹初起、斑疹伤寒、丹毒、风湿性多形性红斑

续表

	表现	见于
丘疹	直径小于 1cm，除局部颜色改变外还隆起皮面	药物疹、湿疹、猩红热、麻疹
斑丘疹	丘疹周围合并皮肤发红的底盘	药物疹、湿疹、猩红热、风疹
玫瑰疹	鲜红色的圆形斑疹，压之褪色，松开时复现	伤寒或副伤寒
荨麻疹	边缘清楚的红色或苍白色的瘙痒性皮肤损害	过敏

2. 皮下出血的检查

瘀点	紫癜	瘀斑	血肿
<2mm	3~5mm	>5mm	片状出血伴皮肤显著隆起

3. 蜘蛛痣　蜘蛛痣出现部位多在上腔静脉分布区，如面、颈、手背、上臂、前胸和肩部等处。蜘蛛痣的发生与雌激素增多有关，常见于慢性肝炎、肝硬化，是肝脏对体内雌激素的灭活能力减弱所致。健康妇女在妊娠期间、月经前或月经期偶尔也可出现蜘蛛痣。

考点9★★　局部和全身浅表淋巴结肿大的临床意义

1. 局限性淋巴结肿大　①左锁骨上窝淋巴结：腹腔脏器癌（胃癌、肝癌、结肠癌等）转移。②右锁骨上窝：胸腔脏器癌（肺癌）。③颈部：鼻咽癌。④腋下：乳腺癌。

2. 全身淋巴结肿大　常见于传单、淋巴细胞性白血病。

考点10★★　头颅形状、大小检查

通常以头围来表示头颅的大小。

1. 小颅 婴幼儿前囟过早闭合可引起小头畸形，同时伴有智力发育障碍（痴呆症）。

2. 方颅 前额左右突出，头顶平坦呈方颅畸形，见于小儿佝偻病、先天性梅毒。

3. 巨颅 额、头顶、颞和枕部膨大呈圆形，颜面部相对很小，头皮静脉明显怒张。

由于颅内高压，压迫眼球，形成双目下视、巩膜外露的特殊面容，称为<u>落日现象，见于脑积水。</u>

考点 11★★★ 眼部检查

1. 眼睑闭合不全 双侧眼睑闭合不全常见于甲状腺功能亢进症；单侧眼睑闭合不全常见于面神经麻痹。

2. 瞳孔大小

（1）缩小（<2mm） 常见于虹膜炎、<u>有机磷农药中毒</u>，毒蕈中毒、吗啡、氯丙嗪、毛果芸香碱等药物影响。

（2）扩大（>5mm） 见于外伤、<u>青光眼绝对期</u>、视神经萎缩、完全失明、濒死状态、颈交感神经刺激和<u>阿托品</u>、可卡因等药物影响。

3. 双侧瞳孔大小不等 脑外伤、脑肿瘤、脑疝及中枢神经梅毒。

4. 瞳孔对光反射迟钝或消失 见于昏迷病人。

考点 12★★★ 颈部血管检查

1. 颈静脉怒张 右心衰竭、缩窄性心包炎、心包积液及上腔静脉梗阻。颈静脉搏动见于三尖瓣关闭不全。

2. 颈动脉搏动（安静状态下明显搏动） 甲亢、高血压、主闭或严重贫血。

考点 13★★★ 甲状腺检查

甲状腺肿大分为三度：①I度：不能看出但能触及。②II度：既可看出肿大又能触及，但在胸锁乳突肌以内区域。③Ⅲ度：肿大超出胸锁乳突肌外缘。

考点 14★★★　气管检查

1. 将气管推向健侧　大量胸腔积液、气胸或纵隔肿瘤及单侧甲状腺肿大。

2. 将气管拉向患侧　肺不张、肺硬化、胸膜粘连。

考点 15★　胸部体表标志及分区

1. 胸骨角　两侧胸骨角分别与左、右第 2 肋软骨相连接，通常以此作为标记来计数前胸壁上的肋骨和肋间隙。

2. 第 7 颈椎棘突　为背部颈、胸交界部的骨性标志，其下即为第 1 胸椎棘突。

3. 肩胛下角　被检查者取直立位，两手自然下垂时，肩胛下角平第 7 肋骨或第 7 肋间隙，或相当于第 8 胸椎水平。

考点 16★★　肺和胸膜视诊

1. 呼吸加深的诊断学意义　严重代谢性酸中毒时，病人出现节律匀齐，深而大（吸气慢而深，呼气短促），不感呼吸困难的呼吸，称为库斯莫尔（Kussmaul）呼吸，又称酸中毒大呼吸，见于尿毒症、糖尿病酮症酸中毒等疾病。

2. 呼吸节律的诊断学意义

（1）潮式呼吸　常见于脑炎、脑膜炎、颅内压增高、脑干损伤等。

（2）间停呼吸　又称比奥（Biot）呼吸，常为临终前的危急征象。

考点 17★★★　肺和胸膜触诊

语音震颤改变的意义：

语音震颤	见于
增强	1. 肺实变：肺炎链球菌肺炎、肺梗死、肺结核、肺脓肿及肺癌。 2. 压迫性肺不张：胸腔积液上方受压而萎陷的肺组织及受肿瘤压迫的肺组织。 3. 较浅而大的肺空洞：肺结核、肺脓肿、肺肿瘤所致的空洞
减弱或消失	1. 肺泡内含气量增多：如阻塞性肺疾病及支气管哮喘发作时。 2. 支气管阻塞：如阻塞性肺不张、气管内分泌物增多。 3. 胸壁距肺组织距离加大：如胸腔积液、气胸、胸膜高度增厚及粘连、胸壁水肿或高度肥厚、胸壁皮下气肿。 4. 体质衰弱。 5. 大量胸腔积液、严重气胸时，语颤可消失

考点 18★★　肺部叩诊

1. 正常肺部叩诊音　正常肺部叩诊音呈清音。

2. 肺部定界叩诊　①肺下界下移见于阻塞性肺疾病、腹腔内脏下垂。②肺下界上移见于肺不张、肺萎缩、胸腔积液、气胸。

3. 肺部病理性叩诊音的意义

（1）浊音或实音　①肺组织含气量减少或消失：如肺炎、肺结核、肺梗死、肺不张、肺水肿、肺硬化。②肺内不含气的病变：如肺肿瘤、肺包囊虫病、未穿破的肺脓肿。③胸膜腔病变：如胸腔积液、胸膜增厚粘连等。④胸壁疾病：如胸壁水肿、肿瘤等。

（2）鼓音 ①气胸。②直径大于 3～4cm 的浅表肺大疱、肺空洞，如空洞型肺结核、液化破溃了的肺脓肿或肺肿瘤。

（3）过清音 阻塞性肺疾病、支气管哮喘发作。

考点 19★★★ 啰音听诊

1. 干啰音 干啰音是支气管有病变的表现。如两肺都出现干啰音，见于急慢性支气管炎、支气管哮喘、支气管肺炎、心源性哮喘等。局限性干啰音是由局部支气管狭窄所致，常见于支气管局部结核、肿瘤、异物或黏稠分泌物附着。局部而持久的干啰音见于肺癌早期或支气管内膜结核。

2. 湿啰音（水泡音） 湿啰音是肺与支气管有病变的表现。湿啰音两肺散在性分布，常见于支气管炎、支气管肺炎、血行播散型肺结核、肺水肿；两肺底分布，多见于肺淤血、肺水肿早期及支气管肺炎；一侧或局限性分布，常见于肺炎、肺结核、支气管扩张症、肺脓肿、肺癌及肺出血等。

考点 20★ 胸膜摩擦音听诊

胸膜摩擦音在吸气和呼气时皆可听到，一般以吸气末或呼气开始时较为明显。屏住呼吸时胸膜摩擦音消失，可借此与心包摩擦音区别。胸膜摩擦音是干性胸膜炎的重要体征，主要见于以下几种情况：①胸膜炎症：如结核性胸膜炎、化脓性胸膜炎以及其他原因引起的胸膜炎症。②原发性或继发性胸膜肿瘤。③肺部病变累及胸膜：如肺炎、肺梗死等。④胸膜高度干燥：如严重脱水等。⑤其他：如尿毒症等。

考点21★★★　呼吸系统常见疾病的体征（肺实变、肺气肿、胸腔积液、肺不张及气胸）

1. 肺实变

（1）视诊　两侧胸廓对称，患侧呼吸动度可局限性减弱或消失。

（2）触诊　气管居中，患侧语音震颤增强。

（3）叩诊　患侧呈实音。

（4）听诊　患侧肺泡呼吸音消失，可听到病理性支气管呼吸音，支气管语音增强。

2. 肺气肿

（1）视诊　胸廓呈桶状，两侧呼吸动度减弱。

（2）触诊　气管居中。语音震颤减弱。

（3）叩诊　两肺过清音，严重者心界叩不出；肺下界下降，肺下界移动度减低。

（4）听诊　两肺肺泡呼吸音减弱，呼气延长，听觉语音减弱，心音较遥远。

3. 胸腔积液

（1）视诊　患侧胸廓饱满，呼吸动度减弱或消失。

（2）触诊　气管移向对侧，患侧<u>语音震颤减弱或</u><u>消失</u>。

（3）叩诊　患侧叩诊浊音或实音。

（4）听诊　患侧呼吸音减弱或消失，液面上方可听到病理性支气管呼吸音。

4. 阻塞性肺不张

（1）视诊　患侧胸廓下陷，肋间隙变窄，呼吸动度减弱或消失。

（2）触诊　气管移向患侧，语颤减弱或消失。

（3）叩诊　患侧呈浊音或实音。

（4）听诊 呼吸音消失，听觉语音减弱或消失。

5. 气胸

（1）视诊 患侧胸廓饱满，肋间隙增宽，呼吸动度减弱或消失。

（2）触诊 气管移向对侧，患侧语音震颤减弱或消失。

（3）叩诊 患侧呈鼓音。左侧气胸时，心界叩不出；右侧气胸时，肝浊音界下移。

（4）听诊 患侧呼吸音减弱或消失。

考点22★★★ 心脏视诊

1. 心前区隆起 ①某些先天性心脏病，如法洛四联症、肺动脉瓣狭窄。②儿童时期患慢性风湿性心脏病伴右心室增大。

2. 心尖搏动

（1）心尖搏动的位置改变 ①左心室增大时，心尖搏动向左下移位。②右心室增大时，心尖搏动向左移位。③肺不张、粘连性胸膜炎时，心尖搏动移向患侧。④胸腔积液、气胸时，心尖搏动移向健侧。⑤大量腹水、肠胀气、腹腔巨大肿瘤或妊娠等，心尖搏动位置向外上移位。

（2）心尖搏动强度及范围的改变 左心室肥大、甲亢、重症贫血、发热等疾病时心尖搏动增强；心包积液、左侧气胸或胸腔积液、阻塞性肺疾病等，心尖搏动减弱甚或消失；负性心尖搏动见于粘连性心包炎、显著右心室肥大者。

考点23★★★　心脏触诊

1. 心脏常见震颤的临床意义

时期	部位	临床意义
收缩期	胸骨右缘第2肋间	主动脉瓣狭窄
	胸骨左缘第2肋间	肺动脉瓣狭窄
	胸骨左缘第3、4肋间	室间隔缺损
舒张期	心尖部	二尖瓣狭窄
连续性	胸骨左缘第2肋间及其附近	动脉导管未闭

2. 心包摩擦感　心包摩擦感通常在心前区或<u>胸骨左缘第3、4肋间最易触及</u>，以收缩期明显。坐位稍前倾或深呼气末更易触及。

考点24★★★　心脏叩诊

1. 叩诊方法　采用间接叩诊法，沿肋间隙从外向内、自下而上叩诊，板指与肋间隙平行并紧贴胸壁。叩诊心脏左界时，从心尖搏动外2~3cm处由外向内进行叩诊。如心尖搏动不明显，则自第6肋间隙左锁骨中线外的清音区开始，然后按肋间隙逐渐上移，至第2肋间隙为止；叩诊心脏右界时，自肝浊音界的上一肋间隙开始，逐一叩诊第2肋间隙。

2. 心脏浊音界改变的临床意义

（1）**左心室增大**　心脏浊音界向左下扩大，心脏浊音区呈<u>靴形</u>，见于<u>主闭及高血压性心脏病</u>。

（2）**左心房增大或合并肺动脉段扩大**　心脏浊音区外形呈<u>梨形</u>，见于二尖瓣狭窄。

（3）**心包积液**　坐位时心脏浊音界呈烧瓶形。

（4）**左、右心室增大**　心界向两侧扩大，成为普大型心脏，见于扩张型心肌病等。

考点 25★★★　心脏瓣膜听诊区

听诊区	最响部位
二尖瓣	心尖搏动最强处，左侧第 5 肋间，锁骨中线内侧
三尖瓣	胸骨下剑突偏左或偏右处
主动脉瓣	胸骨右缘第 2 肋间
主动脉瓣第二听诊区	胸骨左缘第 3、4 肋间（主动脉关闭不全时，舒张期杂音在此最响）
肺动脉瓣	胸骨左缘第 2 肋间

考点 26★★　心音听诊

1. 正常心音　正常心音有 4 个，成年人可以听到 S_1 和 S_2，儿童和部分青少年可听到 S_3，一般听不到 S_4。

2. 心音改变及其临床意义

（1）P_2 增强见于肺动脉高压、二尖瓣狭窄、左心功能不全、室间隔缺损、动脉导管未闭、肺心病；P_2 减弱见于肺动脉瓣狭窄或关闭不全。

（2）心音性质改变。心肌有严重病变时，心肌收缩力明显减弱，致使 S_1 失去其原有特征而与 S_2 相似，同时因心搏加速使舒张期明显缩短致收缩期与舒张期时间几乎相等，此时听诊 S_1、S_2 酷似钟摆的"滴答"声，称为钟摆律。如钟摆律时心率超过 120 次/分，酷似胎儿心音，称为胎心律，提示病情严重。以上两者可见于大面积急性心肌梗死和重症心肌炎等。

（3）心音分裂。①第一心音分裂：当左、右心室收缩明显不同步时，可出现 S_1 分裂，在二、三尖瓣听诊区都可听到，但以胸骨左下缘较清楚，多见于二尖瓣狭窄等，偶见于儿童及青少年。②第二心音分裂：临床上较常见，由主、肺动脉瓣关闭明显不同步所致，在肺动脉瓣区听诊较明显。可见于青少年，尤以深吸气时更明显。临床上最常见的 S_2 分裂，见于右室排血时间延长，肺动脉瓣关闭明显延迟（如完全性右束支传导阻滞、肺动脉瓣狭窄、二尖瓣狭窄等），或左心室射血时间缩短，主动脉关闭时间提前（如二尖瓣关闭不全、室间隔缺损等）时。

3. 奔马律及开瓣音

（1）舒张早期奔马律最常见，是病理性第三心音，又称 S_3 奔马律或室性奔马律，在心尖部容易听到。舒张早期奔马律的出现，提示心脏有严重的器质性病变，<u>见于各种原因的心力衰竭、急性心肌梗死、重症心肌炎等</u>。

（2）<u>开瓣音（二尖瓣开放拍击音）见于二尖瓣狭窄</u>而瓣膜弹性尚好时，是二尖瓣分离术适应证的重要参考条件。

考点27★★★ 各瓣膜区常见杂音听诊

1. 最响部位与病变部位的关系

最响部位	提示病变部位
心尖部	二尖瓣
胸骨下剑突偏左或偏右处	三尖瓣
主动脉瓣区	主动脉瓣
肺动脉瓣区	肺动脉瓣
胸骨左缘 3、4 肋间	室间隔缺损

2. 杂音的性质与所提示的病变

杂音性质	提示病变
心尖区粗糙的吹风样收缩期杂音	二尖瓣关闭不全
心尖区柔和而高调的吹风样杂音	相对性二尖瓣关闭不全
心尖区舒张中晚期隆隆样杂音	二尖瓣狭窄的特征性杂音
主动脉瓣第二听诊区叹气样舒张期杂音	主动脉瓣关闭不全
胸骨左缘第2肋间及其附近机器声样连续性杂音	动脉导管未闭
听诊时杂音如海鸥鸣或鸽鸣样	感染性心内膜炎及梅毒性主动脉瓣关闭不全

考点 28★　心包摩擦音听诊

在心前区或胸骨左缘第3、4肋间处较易听到，病人坐位稍前倾，深呼气后屏住呼吸时易于听到，见于急性心包炎。

考点 29★★　血管检查及周围血管征

名称	特点	意义
水冲脉	脉搏骤起骤落急促而有力	常见于主闭、贫血及甲亢
交替脉	节律正常强弱交替出现	高血压心脏病、急性心肌梗死、主闭
重搏脉	正常脉搏后均有一次较弱的脉搏可触及	伤寒、败血症、低血容量休克
奇脉	吸气时脉搏减弱或消失	心包积液、缩窄性心包炎，是心包填塞重要体征
无脉	脉搏消失	严重休克及多发性大动脉炎

周围血管征　包括头部随脉搏呈节律性点头运动、颈动

脉搏动明显、毛细血管搏动征、水冲脉、枪击音与杜氏双重杂音,均由脉压增大所致,常见于<u>主闭、贫血及甲亢</u>。

考点30★★★ 循环系统常见疾病的体征

病变	视诊（心尖搏动）	触诊（心尖搏动）	叩诊	听诊
二狭	<u>二尖瓣面容</u>,心尖搏动略向左移	向左移,心尖部触及<u>舒张期震颤</u>	<u>梨形</u>	心尖部 S_1 亢进,较局限的递增型隆隆样舒张中晚期杂音,可伴<u>开瓣音</u>, P_2 亢进、分裂,肺动脉瓣区格-斯杂音
二闭	向左下移位	向左下移位,常呈<u>抬举性</u>	心浊音界向左下扩大	心尖部 S_1 减弱,心尖部有 3/6 级或以上较粗糙的吹风样<u>全收缩期杂音</u>,范围广泛,常向左腋下及左肩胛下角传导
主狭	向左下移位	向左下移位,呈<u>抬举性</u>,主动脉瓣区<u>收缩期震颤</u>	心浊音界向左下扩大	心尖部 S_1 减弱, A_2 减弱,主动脉瓣区可听到高调、粗糙的<u>递增-递减型收缩期杂音</u>,向颈部传导
主闭	颜面较苍白,<u>颈动脉搏动明显</u>,向左下移位且范围较广,<u>点头运动</u>	向左下移位并呈抬举性,周围血管征阳性	心浊音界向左下扩大,<u>靴形</u>	心尖部 S_1 减弱, A_2 减弱或消失,主动脉瓣第二听诊区叹气样递减型舒张期杂音,可向心尖部传导

考点31★　腹部视诊

1. 全腹膨隆　①腹内积气：可见于肠梗阻、肠麻痹、胃肠穿孔。②腹腔积液：大量积液可形成蛙腹，常见于肝硬化门脉高压症、右心衰竭、缩窄性心包炎。结核性腹膜炎，肿瘤浸润时，称为尖腹。③腹腔巨大肿块：以巨大卵巢囊肿最常见。

2. 腹部凹陷　严重者呈舟状腹，见于恶性肿瘤、结核、糖尿病、甲亢等慢性消耗性疾病。

考点32★★★　腹部触诊

1. 腹壁紧张度　①弥漫性腹肌紧张多见于胃肠道穿孔或实质脏器破裂所致的急性弥漫性腹膜炎，此时腹壁常强直，硬如木板，故称为板状腹。②局限性腹肌紧张多系局限性腹膜炎所致，如右下腹腹壁紧张多见于急性阑尾炎，右上腹腹壁紧张多见于急性胆囊炎；腹膜慢性炎症时，触诊如揉面团一样，称为揉面感，常见于结核性腹膜炎、癌性腹膜炎。

2. 压痛

（1）广泛性压痛　见于弥漫性腹膜炎。

（2）局限性压痛　常见的固定的压痛点有：①阑尾点：又称麦氏点，位于右髂前上棘与脐连线中外 1/3 交界处，考虑急性阑尾炎。②胆囊点：位于右侧腹直肌外缘与肋弓交界处，考虑胆囊病变。

3. 反跳痛　反跳痛表示炎症已波及腹膜壁层，腹膜紧张伴压痛、反跳痛称为腹膜刺激征，是急性腹膜炎的可靠体征。

4. 液波震颤　检查时患者仰卧，医师用手掌面贴于患者一侧腹壁，另一手四指并拢屈曲，用指端迅速叩击对侧腹壁，如腹腔内有大量游离液体（3000～4000mL 以上），则贴于腹壁的手掌可感到液波的冲击，称为液波震颤或波动感。为防止腹壁本身的震动传至对侧，可让另一人将手掌尺侧缘轻压于患者脐部腹中线上，即可阻止腹壁震动的传导。

考点33★★★ 腹内脏器触诊

1. 胆囊触诊

（1）**墨菲征阳性** 在深吸气时发炎的胆囊下移时碰到用力按压的拇指引起疼痛，患者因疼痛而突然屏气，又称胆囊触痛征。见于急性胆囊炎。

（2）**库瓦济埃征阳性** 当胰头癌压迫胆总管导致阻塞，出现黄疸进行性加深，胆囊显著肿大，但无压痛，又称无痛性胆囊增大征阳性。

2. 脾脏触诊 临床上常将脾肿大分为三度：①轻度：脾脏在肋下不超过2cm。②中度：超过2cm但在脐水平线以上。③高度：超过脐水平线或前正中线，又称巨脾。

考点34★ 肝脏叩诊

病理情况下，肝浊音界向上移位见于右肺不张、气腹及鼓肠等；肝浊音界向下移位见于阻塞性肺疾病、右侧张力性气胸等。肝浊音界扩大见于肝炎、肝脓肿、肝淤血、肝癌和多囊肝等；肝浊音界缩小见于急性肝坏死、晚期肝硬化和胃肠胀气等；肝浊音界消失，代之以鼓音，是急性胃肠穿孔的重要征象，亦可见于人工气腹。肝炎、肝脓肿时可出现肝区叩击痛。

考点35★★ 胃泡鼓音区和移动性浊音叩诊

1. 胃泡鼓音区 胃泡鼓音区上界为膈及肺下缘，下界为肋弓，左界为脾脏，右界为肝左缘。此区明显扩大见于幽门梗阻；明显缩小见于胸腔积液、心包积液、脾肿大及肝左叶肿大等。此区鼓音消失见于急性胃扩张或溺水者。

2. 移动性浊音 当腹腔内有 1000mL 以上游离液体时，患者仰卧位叩诊，脐部呈鼓音，腹部两侧呈浊音；侧卧位时，叩诊上侧腹部转为鼓音，下侧腹部呈浊音。这种因体位不同而出现浊音区变动的现象称为移动性浊音阳性，见于肝硬化门静脉高压症、右心衰竭、肾病综合征、严重营养不良以及渗出性腹膜炎（如结核性或自发性）等引起的腹水。

考点36★★ 腹部听诊

1. 肠鸣音 <u>①肠鸣音亢进，多见于机械性肠梗阻。</u><u>②肠鸣音消失，多见于急性腹膜炎或麻痹性肠梗阻。</u>

2. 振水音 见于胃扩张、幽门梗阻及胃液分泌过多。

考点37★★★ 腹部常见疾病的体征

1. 肝硬化 黄疸、蜘蛛痣、肝掌，肝脏轻度肿大/缩小，质硬，脾大、移动性浊音阳性，腹壁静脉曲张。

2. 急性腹膜炎 腹膜刺激征（腹壁紧张、压痛及反跳痛）。胃肠穿孔时，叩诊肝浊音区缩小或消失，听诊肠鸣音减弱或消失。

3. 肠梗阻 腹壁紧张，有压痛。

（1）绞窄性肠梗阻有反跳痛。

（2）机械性肠梗阻时听诊肠鸣音亢进，呈金属性音调。

（3）麻痹性肠梗阻时听诊肠鸣音减弱或消失。

考点38★★ 肛门、直肠指诊

1. 有剧烈触痛，多见于肛裂与感染。

2. 触痛并有波动感，多见于肛门、直肠周围脓肿。

3. 柔软光滑而有弹性包块，多见于直肠息肉。

4. 质地坚硬、表面凹凸不平的包块，多见于直肠癌。

5. 指套带有黏液、脓液或血液，多见于炎症并有组织破坏。

考点39★　脊柱检查

1. 脊柱弯曲度　①脊柱后凸：多发生于胸段，见于佝偻病、脊柱结核、强直性脊柱炎、脊柱退行性变等。②脊柱前凸：多发生于腰段，见于大量腹水、腹腔巨大肿瘤、髋关节结核及髋关节后脱位等。③脊柱侧凸：姿势性侧凸的特点为弯曲度多不固定，如平卧或向前弯腰时可使侧弯消失，多见于儿童发育期坐立位姿势不良、椎间盘突出症、脊髓灰质炎等；器质性侧凸时，改变体位不能使侧凸得到纠正，见于佝偻病、脊椎损伤、胸膜肥厚等。

2. 脊柱压痛与叩击痛　正常人脊柱无压痛与叩击痛，若某一部位有压痛与叩击痛，提示该处有病变，如脊椎结核、脊椎骨折、脊椎肿瘤、椎间盘突出等。

考点40★★　四肢、关节检查

1. 匙状甲（反甲）　常见于缺铁性贫血，偶见于风湿热。

2. 杵状指（趾）　常见于支气管扩张、支气管肺癌、慢性肺脓肿、脓胸以及发绀型先天性心脏病、亚急性感染性心内膜炎等。

3. 指关节变形　以类风湿关节炎引起的梭形关节最常见。

考点41★★　中枢性和周围性面神经麻痹的鉴别

	面部表现	口角
中枢性	病灶对侧颜面下部肌肉麻痹	歪向病灶侧
周围性	病灶同侧全部面肌瘫痪	歪向病灶对侧

考点 42★★★　感觉功能检查、感觉障碍及其常见类型

1. 末梢型　表现为肢体远端对称性完全性感觉缺失，呈手套状、袜子状分布，多见于多发性神经炎。

2. 神经根型　感觉障碍范围与某种神经根的节段分布一致，呈节段型或带状，在躯干呈横轴走向，在四肢呈纵轴走向。疼痛较剧烈，常伴有放射痛或麻木感，见于椎间盘突出症、颈椎病、髓外肿瘤和神经根炎等。

3. 内囊型　表现为病灶对侧半身感觉障碍、偏瘫、同向偏盲，常称为三偏征，常见于脑血管疾病。

考点 43★★　运动功能检查

1. 肌力　肌力是指肢体随意运动时肌肉收缩的力量。肌力分级分为 6 级：

0 级：无肢体活动，也无肌肉收缩，为完全性瘫痪。

1 级：可见肌肉收缩，但无肢体活动。

2 级：肢体能在床面上做水平移动，但不能抬起。

3 级：肢体能抬离床面，但不能抵抗阻力。

4 级：能做抵抗阻力的动作，但较正常差。

5 级：正常肌力。

其中，0 级为全瘫，1~4 级为不完全瘫痪（轻瘫），5 级为正常肌力。

2. 肌张力　肌张力是肌肉在松弛状态下的紧张度和被动运动时的阻力。张力过低或缺失见于周围神经、脊髓灰质前角及小脑病变。折刀样张力过高见于锥体束损害，铅管样肌张力过高及齿轮样肌张力过高见于锥体外系损害，如帕金森病。

3. 不自主运动

（1）震颤　①静止性震颤：帕金森病。②动作性震颤：小脑病变。③扑翼样震颤：肝性脑病。

（2）舞蹈症 儿童脑风湿病变。

（3）手足搐搦 低钙血症和碱中毒。

考点44★★★ 神经反射检查

浅反射 腹壁反射：<u>上部腹壁反射消失说明病变在胸髓7~8节；中部腹壁反射消失说明病变在胸髓9~10节；下部腹壁反射消失说明病变在胸髓11~12节</u>；一侧腹壁反射消失，多见于同侧锥体束病损；上、中、下腹壁反射均消失见于昏迷或急腹症患者。肥胖者、老年人、经产妇也可见腹壁反射消失。

	神经反射	临床意义
病理反射	巴宾斯基征	<u>锥体束病变，其中巴宾斯基征意义最大</u>
	奥本海姆征	
	戈登征	
	查多克征	
	霍夫曼征	
脑膜刺激征	<u>颈强直</u>	见于各种脑膜炎、蛛网膜下腔出血。颈强直也可见于颈椎病、颈部肌肉病变。
	<u>凯尔尼格征</u>	
	<u>布鲁津斯基征</u>	凯尔尼格征也可见于坐骨神经痛、腰骶神经根炎
拉塞格征		腰椎间盘突出症、坐骨神经痛、腰骶神经根炎等

第三单元　实验室诊断

考点1★　血红蛋白测定和红细胞计数，红细胞形态变化

1. 红细胞及血红蛋白减少　以血红蛋白为标准，成年男性 Hb<130g/L，成年女性 Hb<115g/L，即为贫血。临床上根据血红蛋白减低程度将贫血分为4级：①轻度：Hb<参考值低限但>90g/L。②中度：Hb 90~60g/L。③重度：Hb 60~30g/L。④极重度：Hb<30g/L。

（1）生理性减少　见于妊娠中、后期，6个月至2岁的婴幼儿，老年人。

（2）病理性减少　①红细胞生成减少：骨髓造血功能障碍。②红细胞破坏过多。③红细胞丢失过多：如各种失血性贫血等。

2. 红细胞及血红蛋白增多　单位容积循环血液中血红蛋白量、红细胞数高于参考值高限。诊断标准：成年男性 Hb>180g/L，RBC>6.5×10^{12}/L；成年女性 Hb>170g/L，RBC>6.0×10^{12}/L。

（1）相对性增多　因血浆容量减少，血液浓缩所致，见于严重腹泻、频繁呕吐、糖尿病酮症酸中毒等。

（2）绝对性增多　①继发性：组织缺氧所致，生理性见于新生儿及高原生活者，病理性见于严重的慢性心、肺疾病，如阻塞性肺疾病、肺源性心脏病。②原发性：见于真性红细胞增多症。

考点2★★　白细胞计数及白细胞分类计数，中性粒细胞核象变化

白细胞计数：成人（3.5~9.5）×10^9/L。成人白细胞数>9.5×10^9/L 称为白细胞增多，<3.5×10^9/L 称为白细胞

减少。白细胞计数的增减主要受中性粒细胞数量的影响。

1. 中性粒细胞增多 生理性增多见于新生儿、妊娠后期、分娩、剧烈运动或劳动后。病理性增多分为反应性增多和异常增生性增多两种。

<u>反应性增多</u>见于：①急性感染：化脓性感染最常见。②严重组织损伤。③急性大出血及急性溶血。④急性中毒：如代谢性酸中毒（尿毒症、糖尿病酮症酸中毒）。⑤恶性肿瘤。

<u>异常增生性增多</u>见于：①急、慢性髓细胞白血病。②骨髓增殖性疾病。

2. 中性粒细胞减少 中性粒细胞绝对值$<1.5×10^9$/L称为粒细胞减少症；$<0.5×10^9$/L称为粒细胞缺乏症。病理性减少见于：单核-巨噬细胞系统功能亢进，如脾功能亢进。

3. 中性粒细胞核象变化

（1）*核左移* 常见于感染，特别是急性化脓性感染，也可见于急性大出血、急性溶血反应、急性中毒等。核左移伴白细胞计数增高，称为再生性左移。表示机体反应性强，骨髓造血功能旺盛。核左移而白细胞计数不增高，甚至减少，称为退行性左移，表示机体反应性低下，骨髓造血功能减低，见于再生障碍性贫血、粒细胞缺乏症。

（2）*核右移* 常伴有白细胞计数减少，为骨髓造血功能减低或缺乏造血物质所致。常见于巨幼细胞贫血、恶性贫血。在感染的恢复期出现一过性核右移是正常现象；若在疾病进展期突然出现核右移，提示预后不良。

考点3★ 血小板计数

正常成人血小板计数的参考值是$(125~350)×10^9$/L。

考点4★★　血清蛋白测定

血清总蛋白及白蛋白减低见于肝脏疾病：①慢性肝病：如慢性肝炎、肝硬化、肝癌时可有白蛋白减少，球蛋白增加，A/G 比值减低。②A/G 比值倒置：表示肝功能严重损害，如重度慢性肝炎、肝硬化。

考点5★★　尿胆红素定性试验

1. 参考值　正常定性为阴性。

2. 临床意义　尿胆红素定性试验阳性提示血液中 CB 增高。肝细胞性黄疸为阳性；阻塞性黄疸为强阳性；溶血性黄疸为阴性。

考点6★★★　3 种类型黄疸实验室检查鉴别表

类型	总胆红素(STB)	结合胆红素(CB)	非结合胆红素(UCB)	CB/STB	尿胆原	尿胆红素
溶血性黄疸	↑↑	轻度↑或正常	↑↑↑	<20%	(+++)	(−)
阻塞性黄疸	↑↑↑	↑↑↑	轻度↑或正常	>50%	(−)	(+++)
肝细胞性黄疸	↑↑	↑↑	↑↑	20%~50%	(+)	(++)

考点7★★★　血清酶及同工酶检查

1. 血清氨基转移酶测定

（1）肝脏疾病

1）急性病毒性肝炎时，ALT 与 AST 均显著升高，以 ALT 升高更加明显。

2）急性重症肝炎 AST 明显升高，但在病情恶化时，黄疸进行性加深，酶活性反而降低，即出现"胆-酶分离"现象，提示肝细胞严重坏死，预后不良。

（2）**心肌梗死** 急性心肌梗死后 6~8 小时，AST 增高。

2. 碱性磷酸酶及其同工酶测定 胆道阻塞：各种肝内、外胆道阻塞性疾病，如胰头癌、胆道结石、原发性胆汁性肝硬化、肝内胆汁淤积等，ALP 明显升高，以 ALP_1 为主。尤其是癌性梗阻时，100% 出现 ALP_1，且 $ALP_1 > ALP_2$。

考点8★ 甲、乙、丙型病毒性肝炎标志物检查

1. 甲型肝炎病毒标志物检查

（1）抗-HAV IgM 阳性说明机体正在感染 HAV，感染 1 周后产生，是早期诊断甲肝的特异性指标。

（2）抗-HAV IgG 阳性，其是保护性抗体，一般在感染 HAV 3 周后出现在血清中，且持久存在，是获得免疫力的标志，提示既往感染，可作为流行病学调查的指标。

2. 乙型肝炎病毒标志物检查

检测项目	阳性（+）意义
HBsAg（表面抗原）	感染 HBV 的标志，见于 HBV 携带者或乙肝患者
抗-HBs（表面抗体）	注射过乙肝疫苗或曾感染过 HBV，目前 HBV 已被清除者——保护性抗体
HBeAg（e 抗原）	有 HBV 复制，传染性强
抗-HBe（e 抗体）	HBV 大部分被清除或抑制，传染性降低
抗-HBc（核心抗体）	曾经或正在感染 HBV，是诊断急性乙肝和判断病毒复制的重要指标

3. 丙型肝炎病毒标志物检查

（1）HCV-RNA 阳性见于 HCV 感染，提示 HCV 复制活跃，传染性强。HCV-RNA 阴性而抗-HCV IgG 阳性，提示既往有 HCV 感染。

（2）抗-HCV 阳性是诊断 HCV 感染的重要依据。

（3）抗-HCV IgM 阳性是诊断丙型肝炎的早期指标之一，是病毒复制指标。

（4）抗-HCV IgG 阳性表明已有 HCV 感染，输血后 80%~90%的肝炎患者出现阳性。

考点9★★　肾小球功能检测

1. 内生肌酐清除率（Ccr）测定

（1）Ccr 是测定肾小球滤过功能最常用的方法，也是反映肾小球滤过功能的主要指标。

（2）临床意义为判断肾小球损害的敏感指标，能较早地反映肾小球滤过功能。

2. 血清尿素氮测定　临床意义：反映肾小球滤过功能，但不是敏感的特异性指标。

考点10★★★　昼夜尿比密试验（莫氏试验）

莫氏试验可了解肾脏的稀释-浓缩功能，是反映远端肾小管和集合管功能状态的敏感试验。

考点11★★★　糖代谢类检查

1. 空腹血糖（FPG）测定

（1）参考值　空腹血糖：葡萄糖氧化酶法 3.9~6.1mmol/L。

（2）FPG 增高　生理性增高见于餐后 1~2 小时、高糖饮食、剧烈运动、情绪激动等。病理性增高见于：①各型糖尿病。②内分泌疾病：如甲状腺功能亢进症、肢端肥大症、巨人症、嗜铬细胞瘤、肾上腺皮质功能亢进症、胰高血糖素瘤等。③应激性因素：如颅脑外伤、急性脑血管病、中枢神经系统感染、心肌梗死、大面积烧伤等。④肝脏和胰腺疾病：如严重肝损害、坏死性胰腺炎、胰腺癌等。⑤其他：如呕吐、脱水、缺氧、麻醉等。

（3）FPG 减低　生理性减低见于饥饿、长时间剧烈运动等。病理性减低见于：①胰岛素分泌过多：如胰岛 β 细胞增生或肿瘤、胰岛素用量过大、口服降糖药等。②对抗胰岛素的激素缺乏：如生长激素、肾上腺皮质激素、甲状腺激素缺乏等。③肝糖原储存缺乏：如重型肝炎、肝硬化、肝癌等严重肝病。④急性酒精中毒。⑤消耗性疾病：如严重营养不良、恶病质等。

2. 血清糖化血红蛋白检测

（1）参考值　HbA_1 5%~8%，HbA_1c 4%~6%。

（2）临床意义　反映的是近 2~3 个月的平均血糖水平。

考点 12★　血脂测定

1. 血清总胆固醇（TC）测定

（1）TC 增高　TC 增高是冠心病的危险因素之一，常见于动脉粥样硬化所致的心、脑血管疾病及糖尿病。

（2）TC 降低　见于严重肝脏疾病，如急性重型肝炎、肝硬化等；甲状腺功能亢进症。

2. 血清甘油三酯（TG）测定

（1）TG 增高　是动脉粥样硬化的危险因素之一，常见于动脉粥样硬化症、冠心病。

（2）TG 减低　见于甲状腺功能亢进症、肾上腺皮质功能减退症、严重肝脏疾病等。

3. 血清脂蛋白测定

（1）HDL-C（高密度脂蛋白）具有抗动脉粥样硬化作用（好东西）。

（2）LDL-C（低密度脂蛋白）升高是动脉粥样硬化的潜在危险因素（坏东西）。

考点 13★★★　血、尿淀粉酶（AMS）测定

1. 参考值　碘-淀粉比色法：血清 800~1800U/L，尿液 1000~12000U/L。

2. 临床意义　急性胰腺炎发病后 2~3 小时血清 AMS 开始增高，12~24 小时达高峰，2~5 天后恢复正常。如达 3500U/L 应怀疑此病，超过 5000U/L 即有诊断价值。尿 AMS 于发病后 12~24 小时开始增高。

考点 14★★★　心肌蛋白检测（cTnT、cTnI）

1. 心肌肌钙蛋白 T（cTnT）测定

（1）诊断 AMI　cTnT 是诊断 AMI 的确定性标志物。对诊断 AMI 的特异性优于 CK-MB 和 LDH；对亚急性及非 Q 波性心肌梗死或 CK-MB 无法诊断的心肌梗死患者更有诊断价值。

（2）判断微小心肌损伤　用于判断不稳定型心绞痛是否发生了微小心肌损伤，这种心肌损伤只有检测 cTnT 才能确诊。

2. 心肌肌钙蛋白 I（cTnI）测定　①诊断 AMI。②用于判断是否有微小心肌损伤，如不稳定型心绞痛、急性心肌炎。

考点 15★★　血清甲胎蛋白（AFP）测定

AFP 是目前诊断原发性肝细胞癌最特异的标志物，血清中 AFP>300μg/L 可作为诊断阈值。

考点 16★★　尿液一般性状检查

1. 尿量

（1）多尿　尿量>2500mL/24h 者称为多尿。

（2）**少尿或无尿** 尿量<400mL/24h（或 17mL/h）者称为少尿；尿量<100mL/24h 者，称为无尿。

2. 颜色和透明度

小便颜色或性状	见于
血尿	泌尿系统炎症、结石、肿瘤、结核等；也可见于血液系统疾病，如血小板减少症、血友病等
血红蛋白尿（浓茶色或酱油色）	蚕豆病、阵发性睡眠性血红蛋白尿、血型不合的输血反应及恶性疟疾
胆红素尿	肝细胞性及阻塞性黄疸
乳糜尿	丝虫病
脓尿和菌尿	泌尿系统感染，如肾盂肾炎、膀胱炎

3. 气味 ①烂苹果样气味，见于糖尿病酮症酸中毒。②蒜臭味，见于有机磷中毒。

4. 比重 正常人尿比重波动在 1.015~1.025。

（1）**增高** 见于急性肾炎、糖尿病、肾病综合征及肾前性少尿等。

（2）**减低** 见于慢性肾炎、慢性肾衰竭、尿崩症等。

考点 17★★★ 尿液化学检查

1. 尿蛋白 尿蛋白呈阳性或定量检查>150mg/24h 者，称为蛋白尿。

（1）**生理性蛋白尿** 见于剧烈运动、寒冷、精神紧张等，为暂时性，尿中蛋白含量少。

（2）**病理性蛋白尿** ①肾小球性蛋白尿：见于肾小球肾炎、肾病综合征等。②肾小管性蛋白尿：见于肾盂肾炎、间质性肾炎等。

2. 尿酮体 正常人定性检查尿酮体为阴性。尿酮体阳性见于糖尿病酮症酸中毒、妊娠剧吐、重症不能进食等脂肪分解增强的疾病。

考点 18★★　尿液显微镜检查

1. 细胞　①镜下血尿：尿外观无血色，红细胞>3/HP。②镜下脓尿：白细胞或脓细胞>5/HP。

2. 管型　①红细胞管型：见于急性肾炎、慢性肾炎急性发作。②透明管型：正常人也可偶有；肾实质病变时，明显增多。③蜡样管型：肾小管病变严重，预后不良。

考点 19★★★　粪便一般性状检查

大便颜色或性状	提示疾病
水样或粥样	感染性或非感染性腹泻，如急性胃肠炎、甲状腺功能亢进症
米泔样	霍乱
黏液脓样或脓血便	痢疾、溃疡性结肠炎、直肠癌
果酱样	阿米巴痢疾
鲜血便	肠道下段出血，如痔疮、肛裂、直肠癌等
柏油样	上消化道出血
灰白色	阻塞性黄疸
细条状	直肠癌
绿色粪便	消化不良
冻状便	肠易激综合征、慢性菌痢
羊粪样便	老年人及经产妇排便无力者

考点 20★　隐血试验

正常为阴性。阳性见于消化性溃疡活动期、胃癌、钩虫病、消化道炎症、出血性疾病等。消化道癌症呈持续阳性，消化性溃疡呈间断阳性。

考点21★　痰液检查

痰颜色	可能的疾病
红色	肺结核、支气管扩张、肺癌
粉红色泡沫痰	急性肺水肿
铁锈色	肺炎链球菌肺炎
咖啡色	阿米巴肺脓肿

考点22★★　渗出液与漏出液的鉴别要点

渗出液与漏出液鉴别的基本规律：

1. 从总体而言，漏出液都是"<、阴性"，渗出液都是">、阳性"。

2. 例外——葡萄糖，渗出液低于正常血糖水平（为什么？因为被细菌消耗了）。

	漏出液	渗出液
原因	非炎症所致	炎症、肿瘤或物理、化学刺激
外观	淡黄、浆液性	不定，可为黄色、脓性、血性、乳糜性
透明度	透明或微混	多浑浊
比重	<1.015	>1.018
凝固	不自凝	能自凝
黏蛋白定性	阴性	阳性
蛋白质定量	25g/L 以下	30g/L 以上

续表

	漏出液	渗出液
葡萄糖定量	与血糖相近	常低于血糖水平
细胞计数	常<100×10⁶/L	常>500×10⁶/L
细胞分类	以淋巴细胞为主	不同病因，分别以中性粒细胞或淋巴细胞为主
细菌检查	阴性	可找到病原菌
乳酸脱氢酶	<200U/L	>200U/L

考点23★★　常见中枢神经系统疾病的脑脊液特点

	压力 (mmH₂O)	外观	细胞数 (×10⁶/L) 及分类	蛋白质 定性	葡萄糖 (mmol/L)	细菌
正常	侧卧位 80~180	无色透明	0~8个，多为淋巴细胞	阴性	2.5~4.5	无
化脓性脑膜炎	↑↑↑	浑浊，脓性，可有脓块	显著增加，中性粒细胞为主	+++以上	↓↓↓	有致病菌
结核性脑膜炎	↑↑	微浊，毛玻璃样，静置后有薄膜形成	增加，以淋巴细胞为主	++	↓↓	抗酸染色可找到结核杆菌
病毒性脑膜炎	↑	清澈或微浊	增加，以淋巴细胞为主	+	正常	无

第四单元　心电图诊断

考点1★★★　心电图各波段的意义

每个心动周期在心电图上可表现为四个波（P波、QRS波群、T波和U波）、三个段（PR段、ST段和TP段）、两个间期（PR间期和QT间期）和一个J点（即QRS波群终末与ST段起始的交接点）。

P波：为心房除极波，反映左、右心房除极过程中的电位和时间变化。

PR段：是电激动过程在房室交界区以及希氏束、室内传导系统所产生的微弱电位变化，一般呈零电位，显示为等电位线（基线）。

PR间期：自P波的起点至QRS波群的起点，反映激动从窦房结发出后经心房、房室交界、房室束、束支及浦肯野纤维网传到心室肌所需要的时间。

QRS波群：为左、右心室除极的波，反映左、右心室除极过程中的电位和时间变化。

ST段：从QRS波群终点至T波起点的一段平线，反映心室早期缓慢复极的电位和时间变化。

T波：为心室复极波，反映心室晚期快速复极的电位和时间变化。

QT间期：从QRS波群的起点至T波终点，代表左、右心室除极与复极全过程的时间。

U波：为T波后的一个小波，产生机制未明。

考点2★★　心电图各波段正常范围及变化的临床意义

1. P波　正常P波在多数导联呈钝圆形，有时可有切迹，但切迹双峰之间的距离<0.04s。窦性 P 波在 aVR 导联倒置，Ⅰ、Ⅱ、aVF、$V_3 \sim V_6$ 导联直立，其余导联（Ⅲ、aVL、V_1、V_2）可直立、低平、双向或倒置。正常 P 波的时间≤0.11s；电压在肢导联<0.25mV，胸导联<0.2mV。

2. PR 间期 正常成年 PR 间期为0.12~0.20s。

3. QRS 波群

（1）时间 正常成人 QRS 波群时间为 0.06~0.10s，V_1 导联 R 峰时间<0.03s，V_5 导联 R 峰时间<0.05s。QRS 波群时间或 R 峰时间延长，见于心室肥大、心室内传导阻滞及预激综合征。

（2）形态与电压 如果 6 个肢体导联中，每个 QRS 波群中向上及向下波电压的绝对值之和都小于 0.5mV 或/和每个胸导联 QRS 波群中向上及向下波电压的绝对值之和都小于 0.8mV，称为低电压，多见于肺气肿、心包积液、全身水肿、心肌梗死、心肌病、黏液性水肿、缩窄性心包炎等，也见于少数正常人。个别导联的 QRS 波群振幅很小，无病理意义。

（3）Q 波 正常人除 aVR 导联可呈 QS 或 Qr 型外，其他导联 Q 波的振幅不得超过同导联 R 波的1/4，时间<0.04s。正常情况下，V_1、V_2导联不应有 q 波，但可呈 QS 型，V_3导联极少有 q 波。超过正常范围的 Q 波称为异常 Q 波，常见于心肌梗死。

4. ST 段 正常情况下，ST 段表现为一等电位线。在任何导联，ST 段下移不应超过 0.05mV；ST 段抬高在 V_2、V_3 导联男性不超过 0.2mV，女性不超过 0.15mV，其他导联均不应超过 0.1mV。

考点3★★ 心房、心室肥大

1. 心房肥大的心电图表现

（1）右心房肥大 P 波尖，幅度≥0.25mV，Ⅱ、Ⅲ、

aVF 最为明显，也称"肺性 P 波"。

（2）**左心房肥大** P 波增宽，时间>0.11s，双峰间距 ≥0.04s，以Ⅰ、Ⅱ、aVL 导联上最为显著，也称"二尖瓣型 P 波"。

2. 心室肥大

（1）**左心室肥大** ①QRS 波群电压增高，R_{V_5} 或 R_{V_6}>2.5mV；R_{V_5} 或 R_{V_6}+S_{V_1}>3.5mV（女性）或>4.0mV（男性）。②心电轴左偏。③QRS 波群时间延长到 0.10~0.11s，V_5 或 V_6 导联 R 峰时间>0.05s。④ST-T 改变，以 R 波为主的导联中，ST 段下移≥0.05mV，T 波低平、双向或倒置。

左室肥大常见于高血压心脏病、二尖瓣关闭不全、主动脉瓣病变、心肌病等。

（2）**右心室肥大** ①QRS 波群形态改变，V_1 R/S>1，V_5 R/S<1，V_1 或 V_3 R 的 QRS 波群呈 RS、rSR′、R 或 qR 型。②心电轴右偏，重症可>+110°；V_1 导联 R 峰时间>0.03s。③R_{V_1}+S_{V_5}>1.05mV，aVR 导联的 R/Q 或 R/S>1，R_{aVR}>0.5mV。④V_1 或 V_3 R 等右胸导联 ST-T 下移>0.05mV，T 波低平、双向或倒置。

右室肥大常见于慢性肺源性心脏病、风心病二尖瓣狭窄、先天性心脏病等。

考点 4★★★ 心肌梗死及心肌缺血

1. 基本图形

（1）**缺血型 T 波改变** 缺血发生于心内膜面，T 波高而直立；若发生于心外膜面，出现对称性 T 波倒置，称"冠状 T 波"。

（2）**损伤型 ST 段改变** 面向损伤心肌的导联出现 ST 段明显抬高，可形成单相曲线。

（3）**坏死型 Q 波出现** 面向坏死区的导联出现异常

Q 波（宽度≥0.04s，深度≥1/4R）或者呈 QS 波。

2. 心肌梗死的图形演变及分期

（1）进展期 心肌梗死数分钟后出现 T 波高耸，ST 段斜行上移或弓背向上抬高，时间在 6 小时以内。

（2）急性期 心肌梗死后 6 小时至 7 天。ST 段逐渐升高呈弓背型，并可与 T 波融合成单向曲线，此时可出现异常 Q 波，继而 ST 段逐渐下降至等电位线，直立的 T 波开始倒置，并逐渐加深。此期坏死型 Q 波、损伤型 ST 段抬高及缺血性 T 波倒置可同时并存。

（3）愈合期 心肌梗死后 7~28 天，抬高的 ST 段基本恢复至基线，坏死型 Q 波持续存在，缺血型 T 波由倒置较深逐渐变浅。

（4）陈旧期 急性心肌梗死后数月或数年。ST 段和 T 波不再变化，常遗留下坏死的 Q 波，常持续存在终生，亦可能逐渐缩小。

3. 心肌梗死的定位诊断

部位	特征性 ECG 改变导联	对应性改变导联
前间壁	$V_1 \sim V_3$	
前壁	$V_3 \sim V_5$	
广泛前壁	$V_1 \sim V_6$	
下壁	II、III、aVF	I、aVF
右室	$V_3R \sim V_6R$	多伴下壁梗死

第五单元　影像诊断

考点 1★★　MRI 诊断的临床应用

MRI 高度的软组织分辨能力，不用对比剂就能清楚显示心脏、血管、体内腔道、肌肉、韧带以及脏器之间的关系等，是颅脑、体内脏器、脊髓、骨与关节软骨、肌肉、滑膜、韧带等部位病变的首选检查方法。

考点2★★★ 呼吸系统常见病的影像学表现

1. 慢性支气管炎 X线表现：<u>肺纹理增多、增粗、扭曲</u>，肺纹理伸展至肺野外带。

2. 支气管扩张症 确诊主要靠胸部CT检查，尤其是高分辨力CT（HRCT）。柱状扩张时可见"轨道征"或"戒指征"；囊状扩张时可见葡萄串样改变；扩张的支气管腔内充满黏液栓时，可见"指状征"。

3. 肺炎链球菌性肺炎 X线表现：

（1）实变期 均匀性密度增高的片状阴影，病变范围呈<u>肺段性或大叶性分布</u>，在大片密实阴影中常可见到<u>透亮的含气支气管影</u>，即支气管充气征。

（2）消散期 实变区密度逐渐减退，表现为散在性的<u>斑片状影</u>，<u>大小不等</u>，继而可见到<u>增粗的肺纹理</u>，最后可完全恢复正常。

4. 肺结核

（1）原发型肺结核 表现为原发综合征及胸内淋巴结结核。①原发综合征：是由肺内原发灶、淋巴管炎及淋巴结炎三者组成的哑铃状双极现象。②胸内淋巴结结核：表现为肺门和/或纵隔淋巴结肿大而突向肺野。

（2）血行播散型肺结核

1）急性粟粒型肺结核：<u>大小一致、密度均等、均匀分布</u>的粟粒样阴影。

2）<u>亚急性或慢性血行播散型肺结核</u>：X线可见以两上、中肺野为主的<u>大小不一、密度不同、分布不均</u>的多种性质（渗出、增殖、钙化、纤维化、空洞等）病灶。

（3）继发性肺结核 包括浸润型肺结核（成人最常

见）、慢性纤维空洞型肺结核。病变多在肺尖和锁骨下区开始，X线可见渗出、增殖、播散、纤维和空洞等多种性质的病灶同时存在。慢性纤维空洞型肺结核X线主要表现为两肺上部多发厚壁的慢性纤维病变及空洞，周围有广泛的纤维索条影及散在的新老病灶，常伴有明显的胸膜增厚，病变的肺因纤维化而萎缩，出现肺不张征象，上叶萎缩使肺门影向上移位，下肺野血管纹理牵引向上及下肺叶的代偿性肺气肿，使膈肌下降、平坦，肺纹理被拉长呈垂柳状。

考点3★★★　消化系统疾病影像学检查及常见疾病的影像学表现

1. 食管静脉曲张　X线钡剂造影可见：食管中下段黏膜皱襞明显增宽、迂曲，呈蚯蚓状或串珠状充盈缺损，管壁边缘呈锯齿状。

2. 食管癌　X线钡剂造影可见：①正常皱襞消失、中断、破坏，表面杂乱不规则。②管腔狭窄。③腔内充盈缺损。④不规则的龛影，早期较浅小，较大者表现为长径与食管长轴一致的长形龛影。⑤受累食管呈局限性僵硬。

3. 消化性溃疡

（1）胃溃疡　上消化道钡剂造影可见：直接征象：龛影，多见于胃小弯；龛影口周围有一圈黏膜水肿造成的透明带，这种黏膜水肿带是良性溃疡的特征性表现。胃溃疡引起的功能性改变包括：①痉挛性改变。②分泌增加。③胃蠕动增强或减弱。

（2）十二指肠溃疡　溃疡多见于球部，易造成球部变形。球部龛影或球部变形是十二指肠溃疡的直接征象。间接征象：①激惹征。②幽门痉挛，开放延迟。③胃分泌增多和胃张力及蠕动方面的改变。④球部固定压痛。

4. 胃癌　上消化道钡剂造影可见：①充盈缺损。

②胃腔狭窄，胃壁僵硬。③龛影：多见于溃疡型癌，龛影形状不规则。④黏膜皱襞破坏、消失或中断。⑤肿瘤区蠕动消失。

5. 胃肠道穿孔 最多见于胃或十二指肠穿孔，立位 X 线透视或腹部平片可见两侧膈下有弧形或半月形透亮气体影。

6. 肠梗阻 典型 X 线表现为梗阻上段肠管扩张，积气、积液，立位或侧位水平位摄片可见肠管扩张，呈阶梯状气液平面。梗阻以下的肠管闭合，无气体或仅有少量气体。

考点4★★ 泌尿系结石影像学表现

约 90% 的肾、输尿管、膀胱结石可由 X 线平片显示，称为**阳性结石**；疑为肾或输尿管结石时，首选腹部平片检查；必要时，选用 CT。

肾结石 X 线征象：发生于单侧或双侧，可单个或多个，主要位于肾盂或肾盏内。阳性结石 X 线平片可见圆形、卵圆形或桑椹状致密影，密度高而均匀或浓淡不等，或呈分层状。阴性结石平片不能显影，造影可见肾盂内圆形或卵圆形密度减低影或充盈缺损，还可引起肾盂、肾盏积水扩张等。

内 科 学

（师承或确有专长人员不测试）

第一单元　呼吸系统疾病

考点1★★　慢性阻塞性肺疾病的病因

1. 吸烟　最主要的病因。

2. 感染因素　是 COPD 发病与病情发展的重要因素。

考点2★★　慢性阻塞性肺疾病的临床表现及并发症

1. 症状　①慢性咳嗽。②咳痰。③气短及呼吸困难为 COPD 的典型症状，多表现为呼气性呼吸困难。

2. 体征　早期可无异常体征，随着疾病的进展出现桶状胸，呼吸变浅，频率增快，双肺语颤减弱，叩诊呈过清音，心浊音界缩小，肺下界和肝浊音界下移，呼吸音减弱，呼气延长，部分患者可闻及湿啰音和/或散在的干啰音。

3. 并发症　①慢性呼吸衰竭。②自发性气胸。③慢性肺心病。

考点3★★★　慢性阻塞性肺疾病的诊断

COPD 的诊断主要依据长期吸烟等高危因素史，结合临床症状、体征及肺功能检查结果等综合确定。不完全可逆的气流受限是 COPD 诊断的必备条件，吸入支气管扩张剂后，$FEV_1/FVC < 70\%$，即可诊断，并根据 $FEV_1\%$ 预计值下降的程度进行气流阻塞严重程度的分级。

GOLD1 级（轻度）：$FEV_1/FVC < 70\%$，$FEV_1\% \geq 80\%$ 预计值。

GOLD2 级（中度）：$FEV_1/FVC < 70\%$，$80\% > FEV_1\% \geq 50\%$ 预计值。

GOLD3 级（重度）：$FEV_1/FVC < 70\%$，$50\% > FEV_1\% \geq 30\%$ 预计值。

GOLD4 级（极重度）：$FEV_1/FVC < 70\%$，$FEV_1\% < 30\%$ 预计值。

考点4★★　慢性阻塞性肺疾病的治疗

1. 支气管扩张剂　<u>是控制 COPD 患者症状的主要治疗措施</u>，如 β_2 肾上腺素受体激动剂等。

2. 控制感染　选用敏感抗菌药物控制感染是急性加重期最重要的治疗措施。

考点5★★　慢性肺源性心脏病的临床表现

1. 肺、心功能代偿期（缓解期）

（1）肺部原发疾病表现　①长期慢性咳嗽、咳痰或喘息病史，逐渐出现乏力、呼吸困难，活动后心悸、气促加重。②肺气肿体征。③肺部听诊常有干、湿啰音。

（2）肺动脉高压和右心室肥大体征　①<u>肺动脉瓣区第二心音亢进（提示肺动脉高压）</u>。②三尖瓣区出现收缩期杂音，剑突下触及心脏收缩期搏动。③可出现颈静脉充盈，肝淤血肿大等。

2. 肺、心功能失代偿期（急性加重期）　多由急性呼吸道感染所诱发。除上述症状加重外，相继出现呼吸衰竭和心力衰竭（以<u>右心衰竭为主</u>）。

考点6★★　慢性肺源性心脏病的并发症

①<u>肺性脑病为慢性肺心病首要死亡原因</u>。②<u>酸碱平衡失调及电解质紊乱为最常见的并发症，以呼酸常见</u>。③心律失常。④休克。⑤消化道出血。⑥其他，如功能性肾衰竭、弥漫性血管内凝血等。

考点7★★★　慢性肺源性心脏病的诊断

在慢性呼吸系统疾病的基础上，一旦发现有肺动脉高压、右心室肥大的体征或右心功能不全的征象，同时排除其他引起右心病变的心脏病，即可诊断本病。若出现呼吸困难、颈静脉怒张、发绀或神经精神症状，为肺心病呼吸衰竭表现；如出现下肢或全身水肿、腹胀、肝区疼痛，提示右心衰竭，为急性加重期的主要诊断依据。

考点8★★★　慢性肺源性心脏病急性加重期的治疗

1. 控制感染<u>为治疗慢性肺心病的关键措施</u>。

2. 改善呼吸功能，纠正呼吸衰竭。

3. 控制心力衰竭。

4. 控制心律失常。

5. 短期应用糖皮质激素，有利于纠正呼吸衰竭和心力衰竭。

6. 抗凝治疗。

7. 并发症的处理。

考点9★★★　支气管哮喘的临床表现

1. 典型表现　主要表现为发作性伴哮鸣音的呼气性呼吸困难，其发作常与吸入外源性变应原有关，<u>大多呈季节性</u>，春秋易发且日轻夜重。

2. 咳嗽变异性哮喘　发作性胸闷或顽固性咳嗽。

3. 危重哮喘　严重哮喘发作，表现为呼吸困难、发绀、大汗淋漓、四肢湿冷、脉细数，两肺满布哮鸣音，有时<u>哮鸣音反可减弱或消失</u>，此时病情危急，可导致呼吸衰竭甚至死亡。

考点10★★　支气管哮喘的诊断

1. 反复发作的喘息、气急、胸闷或咳嗽，多与接触变应原、冷空气、物理及化学性刺激、病毒性上呼吸道感染、运动等有关。

2. 发作时在双肺可闻及散在或弥漫性、以呼气象为主的哮鸣音，呼气相延长。

3. 上述症状可经治疗缓解或自行缓解。

4. 除外其他疾病所引起的喘息、气急、胸闷和咳嗽。

5. 临床表现不典型者（如无明显喘息或体征）应有下列3项中至少1项阳性：①支气管激发试验阳性。②支气管舒张试验阳性。③昼夜PEF变异率≥20%。

考点11★★　支气管哮喘的药物治疗

1. β_2受体激动剂是缓解哮喘症状的首选药物。

2. <u>糖皮质激素</u>是控制哮喘最有效的药物。

考点12★★　肺炎链球菌肺炎的诊断

1. 症状与体征　起病急，寒战，高热，胸痛，咯<u>铁锈色痰</u>。肺实变时有患侧呼吸运动减弱、触觉语颤增强、叩诊呈浊音、听诊呼吸音减低或消失，并可出现支气管呼吸音。

2. X线检查　早期仅见肺纹理增粗、紊乱。肺实变期呈肺叶、肺段分布的密度均匀阴影，并在实变阴影中可见支气管气道征，肋膈角可有少量胸腔积液征。

3. 确诊有赖于病原菌检查

考点13★★　肺炎链球菌肺炎的治疗

首选青霉素G。对青霉素过敏者，可用红霉素或阿奇霉素、林可霉素等。

考点 14★★　肺炎支原体肺炎的诊断

咳嗽多为阵发性刺激性呛咳，咳少量黏液痰。发热可持续 2~3 周，体温恢复正常后，可仍有咳嗽，偶伴有胸骨后疼痛。需要综合临床症状、X 线表现及血清学检查结果作出诊断。培养分离出肺炎支原体虽然对诊断有决定性意义，但需要时间长，技术要求高。血清学检测有一定的参考价值，尤其血清抗体有 4 倍增高者。

考点 15★　肺炎支原体肺炎的治疗

本病有自限性，多数病例不经治疗可自愈。抗感染治疗大环内酯类抗菌药为首选，常用红霉素、罗红霉素、阿奇霉素等。

考点 16★★★　原发性支气管肺癌的临床表现

1. 由原发癌肿引起的症状　①咳嗽，为常见的早期症状，多呈刺激性干咳，或有少量黏液痰。②咯血。③胸闷、气急。④局限性喘鸣。⑤发热。⑥体重下降。

2. 肺外胸内扩散症状　位于肺尖部的肺癌称肺上沟瘤（Pancoast 癌），常压迫颈交感神经引起同侧瞳孔缩小、眼睑下垂、眼球内陷、额部少汗等 Horner 综合征。

考点 17★★　原发性支气管肺癌的检查

胸部 X 线检查为常规检查方法。支气管镜检查是确诊肺癌的重要方法，中央型肺癌确诊率可达 90% 左右，周围型确诊率偏低。

考点 18★★★　原发性支气管肺癌的诊断

早期诊断极为重要。影像学、细胞学和病理学检查是肺癌诊断的必要手段。

对40岁以上长期大量或过度吸烟患者有下列情况者应注意肺癌的可能：①刺激性咳嗽持续2～3周，治疗无效。②原有慢性呼吸道疾病，咳嗽性质改变者。③持续痰中带血而无其他原因可解释者。④反复发作的同一部位的肺炎，特别是段性肺炎。⑤原因不明的肺脓肿，无中毒症状，无大量脓痰，抗感染治疗效果不显著者。⑥原因不明的四肢关节疼痛及杵状指。⑦X线显示的局限性肺气肿或段、叶性肺不张，孤立性圆形病灶和单侧性肺门阴影增大者。⑧原有肺结核病灶已稳定，而形态或性质发生改变者。⑨无中毒症状的胸腔积液，尤其呈血性、进行性增加者。

考点19★　原发性支气管肺癌的治疗

手术治疗是非小细胞肺癌的主要治疗方法，鳞癌比腺癌和大细胞癌术后效果好。小细胞肺癌对化疗最敏感，鳞癌次之，腺癌最差。放疗对小细胞肺癌效果较好，其次为鳞癌和腺癌。

考点20★★　慢性呼吸衰竭的分类

呼吸衰竭按血气分析分为两类：

1. Ⅰ型　缺氧而无二氧化碳潴留，即 $PaO_2 < 60mmHg$，$PaCO_2$ 正常或降低。

2. Ⅱ型　缺氧伴二氧化碳潴留，即 $PaO_2 < 60mmHg$，$PaCO_2 > 50mmHg$。

考点21★★　慢性呼吸衰竭的临床表现

1. 原发病表现

2. 缺氧表现　①呼吸困难是最早出现的症状。②发绀是缺氧严重的表现。③精神神经症状（肺性脑病是首要死因）。④心律失常。⑤上消化道出血、黄疸。⑥蛋白尿、氮质血症。

3. 二氧化碳潴留表现　①睡眠习惯改变，严重时有二氧化碳麻痹的表现。②早期血压升高，严重者血压下降甚至休克。

考点 22 ★★　慢性呼吸衰竭的诊断要点

1. 有慢性支气管-肺疾患导致呼吸功能障碍的原发疾病史。

2. 有缺氧和二氧化碳潴留的临床表现。

3. 动脉血气分析 $PaO_2 < 60mmHg$，或伴有 $PaCO_2 > 50mmHg$，即可确立诊断。

考点 23 ★★　慢性呼吸衰竭的治疗

1. 保持气道通畅　是治疗呼吸衰竭的首要措施：①祛痰药。②支气管扩张剂。③人工气道。

2. 氧疗　COPD 是导致慢性呼吸衰竭的最常见病因，以 Ⅱ 型呼吸衰竭为主。氧疗原则为低浓度持续给氧，吸入氧浓度低于 35%。

3. 增加通气量　是解除二氧化碳潴留的主要治疗措施。包括：①呼吸兴奋剂。②机械通气。

4. 纠正酸碱失衡和电解质紊乱

5. 防治感染　有效预防呼吸衰竭发生的关键措施是防治呼吸道感染。

6. 治疗并发症　包括肺性脑病和上消化道出血。

第二单元　循环系统疾病

考点 1 ★　心力衰竭的 NYHA 心功能分级

Ⅰ级　患者有心脏病但活动不受限制。

Ⅱ级　心脏病患者的体力活动受到轻度限制，休息时无自觉症状，但日常活动即出现疲乏、心悸、呼吸困难或心绞痛发作等。

Ⅲ级　心脏病患者的体力活动明显受限，低于日常活动即可出现上述症状。

Ⅳ级　心脏病患者不能从事任何体力活动。休息时即有心力衰竭的症状，体力活动后显著加重。

考点2★★★　慢性心力衰竭的临床表现

1. 左心衰竭　以肺淤血及心排血量降低表现为主。

肺淤血的表现：①劳力性呼吸困难。②端坐呼吸。③夜间阵发性呼吸困难。④急性肺水肿（心源性哮喘）：是呼吸困难最严重的状态。

2. 右心衰竭　以体循环淤血的表现为主。

（1）颈静脉体征　颈静脉搏动增强、充盈、怒张，肝-颈静脉回流征阳性。

（2）肝脏肿大　肝脏因淤血肿大伴压痛。

（3）水肿　身体低垂部位可有压陷性水肿，多由脚踝部开始，逐渐向上进展，午后加重。

（4）心脏体征　可出现三尖瓣关闭不全的反流性杂音。

（5）发绀

考点3★★　慢性心力衰竭的实验室及其他检查

1. 血浆脑钠肽（BNP）检测及 N 端前脑钠肽（NT-ProBNP）　有助于心衰的诊断及判断预后。BNP<100pg/mL，不支持心衰诊断，BNP>400pg/mL，支持心衰诊断。NT-ProBNP<300pg/mL 为正常，可排除心衰，心衰治疗后 NT-ProBNP<200pg/mL 提示预后良好。

2. 胸部 X 线　主要改变有：①心影增大。②肺纹理增粗。

3. 超声心动图　是诊断心力衰竭最有价值的方法。

考点4★★★ 慢性心力衰竭的药物治疗

1. 利尿剂 应长期维持，水肿消退后，应以最小剂量无限期使用。

2. RAAS 抑制剂的应用

（1）血管紧张素转换酶抑制剂（ACEI） 阻断心肌、小血管重塑，以达到维持心肌功能、延缓心力衰竭进展的治疗效果。

（2）血管紧张素Ⅱ受体拮抗剂（ARB）

（3）醛固酮受体拮抗剂 对抑制心血管重构，改善慢性心力衰竭的远期预后有较好的作用。

3. β受体阻滞剂的应用 可对抗交感神经激活，阻断心肌重塑，长期应用达到延缓病情进展、减少复发和降低猝死的治疗目的。

4. 洋地黄类药物 适应证：在利尿剂、ACEI 和 β受体阻滞剂治疗过程中，持续有心力衰竭症状的患者，可考虑加用地高辛。如同时伴有心房颤动则更应使用洋地黄制剂。

洋地黄中毒及其处理：①低血钾、肾功能不全以及与其他药物的相互作用都是引起洋地黄中毒的因素。②洋地黄中毒最重要的毒性反应是出现各类心律失常及加重心力衰竭，还可出现胃肠道反应，如恶心、呕吐，以及中枢神经的症状，如视力模糊、黄视、倦怠等。③发生洋地黄中毒时应立即停药，并进行对症处理。

考点5★ 急性心力衰竭的临床表现

急性心力衰竭以急性肺水肿表现为主。突发严重的呼吸困难，呼吸频率达每分钟30~40次。强迫坐位，面色灰白，发绀，大汗淋漓，烦躁不安。频繁咳嗽，咳粉红色泡沫样痰。听诊两肺布满湿啰音和哮鸣音。危重患者可因脑缺氧而致意识模糊甚至昏迷。

考点6★★★　急性心力衰竭的治疗

1. 快速利尿　呋塞米静脉注射，有利于肺水肿缓解。

2. 扩张血管　①硝酸甘油。②硝普钠。③重组人脑钠肽。

3. 应用正性肌力药　①多巴酚丁胺。②洋地黄类药：<u>毛花苷C，最适于房颤伴快速心室率，并已知有心室扩大伴左室收缩功能不全者</u>。急性心肌梗死急性期24小时内不宜用洋地黄类药物。

考点7★★　过早搏动的心电图诊断

1. 房性过早搏动　①提前出现的P′波与窦性P波形态各异；P′R间期≥0.12秒。②提前出现的QRS波群形态通常正常。③代偿间歇常不完全。

2. 房室交界性过早搏动　①提前出现的室上性QRS波群，其前面无相关的P波。②若有逆行P′波，可在QRS波群之前、之中（可消失）或之后。③QRS波群形态多正常。④代偿间歇多完全。

3. 室性过早搏动　①提前出现的QRS波群前无相关P波。②提前出现的QRS波群宽大畸形，时限>0.12秒，T波方向与QRS波群主波方向相反。③代偿间歇完全。

考点8★★　室性心动过速的心电图诊断

①出现3个或3个以上连续室性早搏。②心室率在100~250次/分，节律可略不规则。③QRS波群宽大畸形，时限>0.12秒，ST-T波方向与QRS波群主波方向相反。④P波、QRS波群间无固定关系，形成房室分离。⑤可出现心室夺获与室性融合波，为室性心动过速的特征性表现。

考点9★★★　心房颤动的心电图诊断

①P波消失，代之以大小不等、形状不同、节律完全不规则的房颤波（f波），频率为350~600次/分。②心室率绝对不规则，心室率通常在100~160次/分。③QRS波群形态正常，伴室内差异性传导时则增宽变形。

考点10★★★　缓慢性心律失常的心电图诊断

1. 一度房室传导阻滞　PR间期延长，大于0.20秒。每个P波后均有QRS波群。

2. 二度房室传导阻滞

（1）二度I型房室传导阻滞（莫氏I型）　①PR间期进行性延长，直至一个P波后脱漏QRS波群。②相邻RR间期进行性缩短，直至P波不能下传心室，发生心室脱漏。③包含P波在内的RR间期小于正常窦性PP间期的两倍。最常见的房室传导比例为3：2或5：4。

（2）二度II型房室传导阻滞（莫氏II型）　PR间期恒定不变（可正常或延长），部分P波后无QRS波群。如每隔1个、2个或3个P波后有一次QRS波群脱漏，因而分别称之为2：1、3：2、4：3房室传导阻滞。

3. 三度房室传导阻滞　①PP与RR间隔各有其固定的规律，两者之间毫无关系。②心房率>心室率。③心室率慢而规则，心室起搏点如在房室束分叉以上，心室率40~60次/分，QRS波群正常；如在房室束分叉以下，心室率常在40次/分以下，QRS波群增宽。

考点11★★　心脏骤停的诊断

1. 心脏骤停的临床过程　一般分为4期：前驱期、终末事件期、心脏骤停和生物学死亡。

2. 心脏骤停的判断要点

（1）主要依据　①突然意识丧失。②心音或大动脉

（颈动脉、股动脉）搏动消失。③心电图呈现心室颤动、室性自主心律（即心肌电-机械分离）或心室停搏（心电完全消失而呈一条直线或偶有 P 波）。在上述 3 条主要诊断依据中，以心电图的诊断最为可靠，但临床很难做到。为争取时间，单凭第 2 条就可以决定开始实施心肺复苏（CPR）。

（2）次要依据　①双侧瞳孔散大、固定、对光反射消失。②自主呼吸完全消失，或先呈叹息或点头状呼吸，随后自主呼吸消失。③口唇、甲床等末梢部位出现紫绀。

考点 12★★　初级心肺复苏

心肺复苏操作指南中强调，基础生命支持（BLS）最重要，应按照 CAB 顺序进行 。

1. 基础工作　评估环境、快速判断与呼救、请求寻找并找到 AED、记录事件发生时间。

2. 胸外心脏按压　是建立人工循环的主要方法。胸外心脏按压与人工呼吸的比例为 30∶2，按压间断时间不超过 5 秒。对成年人应尽量使按压次数达到 100~200 次/分，胸骨下陷 5~6cm。

3. 除颤　除颤是最好的复律方法。

4. 清除口腔异物

5. 畅通气道

6. 人工呼吸

7. 再评估　快速完成 5 个周期 CPR 后，立即进行大动脉搏动、自主呼吸判断，以明确是否继续 CPR。

有效心脏复苏指征为：①患者皮肤色泽改善。②瞳孔回缩。③出现自主呼吸。④意识恢复。

考点 13★　高级心肺复苏

心室颤动的处理：①电击除颤。②室颤/室速持续复发者，继续 CPR，气管插管，开放静脉通道。③肾上腺素静脉注射（心肺复苏的首选药物）。④电击除颤最大到360J。⑤室颤/室速持续或复发可药物治疗，如利多卡因或胺碘酮静脉注射。⑥每次用药 30~60 秒后除颤，除颤能量不超过 360J。

考点 14★　心脏搏动恢复后处理

防治脑缺氧和脑水肿。脑复苏是心肺复苏能否成功的关键。

考点 15★★★　二尖瓣狭窄

风湿热为主要病因，好发于 20~40 岁青壮年女性。

二尖瓣狭窄的临床表现和并发症：

1. 症状　①呼吸困难，为最常见的早期症状。②咳嗽咳痰。③咯血。④声嘶、吞咽困难。

2. 体征　①视诊："二尖瓣面容"。②叩诊：心脏外形呈梨形，即"二尖瓣型心"。③听诊：心尖区可闻及低调的隆隆样舒张中晚期杂音，局限、不传导，是最重要的体征，具有诊断价值。④触诊：心尖区可触及舒张期震颤。

3. 并发症　①心房颤动。②急性肺水肿。③血栓栓塞。④右心衰竭，为主要的死亡原因。⑤感染性心内膜炎。⑥肺部感染。

考点 16★★　二尖瓣关闭不全

二尖瓣关闭不全的临床表现：

1. 症状　风心病所致的二尖瓣关闭不全无症状期常超过 20 年，一旦出现症状，多已有不可逆的心功能损害，表现为疲乏无力、呼吸困难等左心衰症状，且病情进行性恶化。

2. 体征　①视诊：心尖搏动呈高动力型，并向左下移位。②触诊：可触及抬举样心尖搏动。③叩诊：心界向左下扩大。④听诊：风心病所致者心尖区可闻及 3/6 级以上粗糙的全收缩期吹风样杂音，传向左腋下、左肩胛下区传导，吸气时减弱、呼气时增强，可伴震颤；冠心病乳头肌功能失调者可有全收缩期杂音；腱索断裂时杂音似海鸥或乐音性。

考点 17 ★　主动脉瓣狭窄

主要病因有风湿热、先天性畸形及瓣膜退行性钙化等。

主动脉瓣狭窄的临床表现：

1. 症状　出现较晚，呼吸困难、心绞痛和晕厥为典型主动脉瓣狭窄常见的"三联征"。

2. 体征　①视诊：心尖搏动增强、弥散。②触诊：左心室肥厚明显者可触及抬举样心尖搏动；严重狭窄时可发现颈动脉搏动明显延迟；胸骨右缘第二肋间可触及收缩期震颤。③叩诊：心浊音界向左下扩大。④听诊：主动脉瓣区可闻及 4~5/6 级喷射性收缩期杂音，粗糙、吹风样，呈递增-递减型，向颈部或胸骨左下缘传导。

考点 18 ★　主动脉瓣关闭不全

风湿性主动脉瓣关闭不全多与狭窄并存。

主动脉瓣关闭不全的临床表现：

1. 症状　轻、中度患者常无症状，严重反流时出现明显的主动脉瓣关闭不全及周围血管征的表现，常有头部搏动感、心悸及心前区不适。晚期发生左心衰，终末期可出现右心衰。

2. 体征　包括心脏体征及周围血管征阳性。

①视诊：心尖搏动呈高动力型，范围扩大并向左下移位。②触诊：心尖搏动呈抬举样，范围扩大并向左下移

位。③叩诊：心浊音界向左下扩大，呈靴形心。④听诊：胸骨左缘 2~3 肋间及主动脉瓣区闻及与 S_2 同时开始的高调、递减型舒张早期叹气样杂音，向主动脉瓣区及心尖部传导，坐位前倾及深呼气时明显；严重主动脉瓣关闭不全时，可在心尖部闻及舒张中晚期隆隆样杂音，称为 Austin-Flint 杂音。⑤周围血管征：收缩压增高，舒张压减低，脉压差增大；随心脏搏动的点头征，颈动脉和桡动脉可触及水冲脉，可见毛细血管搏动征，股动脉可闻及枪击音和 Duroziez 双重杂音。

考点 19★　原发性高血压的并发症

　　1. 靶器官损害并发症　高血压性心脏病，脑血管并发症（最常见），肾脏相关病变，视网膜动脉硬化，主动脉夹层。

　　2. 高血压急症　血压突然和显著升高，常超过 180/120mmHg，同时伴有进行性心、脑、肾等重要靶器官功能不全的表现。包括高血压脑病、高血压危象等。硝普钠作为治疗的首选药物。

　　3. 高血压亚急症　与高血压急症的主要区别是有无新近发生的急性进行性靶器官损害。

考点 20★★★　原发性高血压的诊断

类别	收缩压（mmHg）		舒张压（mmHg）
正常血压	<120	和	<80
正常高值	120~139	和/或	80~89
高血压	≥140	和/或	≥90
1 级（轻度）	140~159	和/或	90~99

续表

类别	收缩压（mmHg）		舒张压（mmHg）
2级（中度）	160～179	和/或	100～109
3级（重度）	≥180	和/或	≥110
单纯收缩期高血压	≥140	和	<90

考点21★★　原发性高血压的治疗

1. 血压控制目标　一般患者应将血压降至140/90mmHg以下；65岁及以上的老年人的收缩压应控制在150mmHg以下，如能耐受还可进一步降低；伴有慢性肾脏疾病、糖尿病，或病情稳定的冠心病、脑血管病的高血压患者，治疗应个体化，一般可以将血压降至130/80mmHg以下。

2. 常用降压药物分类

（1）利尿剂

（2）β受体阻滞剂　用于轻、中度高血压，尤其是静息心率较快（>80次/分）或合并心绞痛及心肌梗死后患者。

（3）钙通道阻滞剂（CCB）　可用于各种程度高血压，尤其老年人高血压或合并稳定型心绞痛时。

（4）血管紧张素转换酶抑制剂（ACEI）　特别适用于伴有心力衰竭、心肌梗死后、糖耐量异常或糖尿病肾病的高血压患者。妊娠、肾动脉狭窄、肾功能衰竭（血肌酐>265μmol/L）者禁用。

（5）血管紧张素Ⅱ受体拮抗剂（ARB）

（6）α₁受体阻滞剂　一般不作为高血压治疗的首选药，适用于伴高脂血症或前列腺肥大的患者，也可用于难治性高血压患者的治疗。

3. 降压治疗方案

（1）无并发症患者可以单独或者联合使用噻嗪类利尿剂、β受体阻滞剂、CCB、ACEI 和 ARB，治疗应从小剂量开始，逐步递增剂量。

（2）2 级高血压在治疗开始时就应采用两种降压药物联合治疗。合理的降压药联合治疗方案：利尿剂与 ACEI 或 ARB；二氢吡啶类钙拮抗剂与 β 受体阻滞剂；钙拮抗剂与 ACEI 或 ARB 等。

<u>（3）三种降压药合理的联合治疗方案，除有禁忌证外必须包含利尿剂。</u>

考点 22 ★★　冠状动脉性心脏病的危险因素

①年龄。②性别。<u>③血脂异常：脂质代谢异常是最重要的危险因素，目前主要认为与 LDL-C 关系密切。</u>④高血压：是冠心病独立的危险因素。⑤吸烟。⑥糖尿病和糖耐量异常。⑦其他：肥胖、缺乏体力活动、高热量高脂肪饮食、遗传及性格因素等。

考点 23 ★★　心绞痛的诊断

根据发作的特点和体征，含服硝酸甘油后可短时间内缓解，结合年龄和存在冠心病危险因素，除外其他因素所致心绞痛，一般可诊断。必要时选择冠脉造影以明确诊断。

典型心绞痛症状：①部位：在胸骨体上段或中段以后，可放射至肩、左臂内侧，甚至达无名指和小指。②性质：常为压迫感、紧缩感、压榨感，多伴有濒死感。③诱因：发作常由劳累、情绪激动所诱发。④持续时间：历时短暂，一般为 3~5 分钟，很少超过 15 分钟。⑤缓解方法：<u>去除诱因和/或舌下含服硝酸甘油可迅速缓解。</u>

考点24★　心绞痛的治疗

发作时立刻休息。治疗较重的发作，可使用作用较快的硝酸酯制剂，如硝酸甘油、硝酸异山梨酯。

考点25★★★　急性心肌梗死的诊断

根据有冠心病危险因素的相关病史、典型的临床表现、典型的心电图改变以及血清肌钙蛋白和心肌酶的改变，一般可确立诊断。

1. 疼痛　疼痛为最早出现和最突出的症状。疼痛部位和性质与心绞痛相似，程度更剧烈，持续时间更长，多无明显诱因，休息和含服硝酸甘油多不能缓解。

2. 血心肌坏死标记物　①肌红蛋白：起病后2小时内升高，12小时内达高峰，24~48小时内恢复正常。②肌钙蛋白：起病3~4小时后升高，肌钙蛋白Ⅰ（cTnI）11~24小时达高峰，7~10天降至正常，肌钙蛋白T（cTnT）于24~48小时达高峰，10~14天降正常。③肌酸激酶同工酶CK-MB：增高的程度能较准确地反映梗死的范围，其高峰出现时间是否提前有助于判断溶栓治疗是否成功。

3. 心电图检查

（1）特征性改变　面向梗死部位的导联上可出现：①宽而深的Q波（病理性Q波），反映心肌坏死。②ST段抬高，反映心肌损伤。③T波倒置，反映心肌缺血。

（2）心肌梗死的心电图定位诊断

梗死部位	特征性ECG改变导联	对应性改变导联
前间壁	V_1、V_2、V_3	
局限前壁	V_3、V_4、V_5	
前侧壁	Ⅰ、Ⅱ、aVL、V_5、V_6、V_7	
广泛前壁	V_1~V_6	

续表

梗死部位	特征性 ECG 改变导联	对应性改变导联
下壁（膈面）	Ⅱ、Ⅲ、aVF	Ⅰ、aVL
下间壁	Ⅱ、Ⅲ、aVF	Ⅰ、aVL
下侧壁	Ⅱ、Ⅲ、aVF、V_5、V_6、V_7	Ⅰ、aVL
高侧壁	Ⅰ、aVL、"高" $V_4 \sim V_6$	Ⅱ、Ⅲ、aVF
正后壁	$V_7 \sim V_8$	$V_1 \sim V_3$ 导联 R 波增高
右室	$V_3R \sim V_7R$	（多伴下壁梗死）

考点 26★★★　急性心肌梗死的治疗

1. 监护和一般治疗

2. 解除疼痛　哌替啶肌注或吗啡皮下注射；硝酸甘油或硝酸异山梨酯舌下含服或静脉滴注。

3. 再灌注治疗　起病 3~6 小时最迟在 12 小时内，使闭塞的冠状动脉再通，心肌得到再灌注。常用溶栓药物：尿激酶、链激酶、重组组织型纤维蛋白溶解原激活剂。

4. 消除心律失常　室颤尽快采用电复律，室早或室速立即静脉注射利多卡因。室性心律失常反复发作可用胺碘酮治疗。

5. 控制休克　心排血量低或周围血管显著收缩以致四肢厥冷并有发绀时，可用血管扩张剂。常用硝普钠或硝酸甘油静脉滴注，直至左室充盈压下降。

6. 治疗心力衰竭　主要是治疗急性左心衰竭，以吗啡（或哌替啶）和利尿剂为主。梗死发生后 24 小时内宜尽量避免使用洋地黄制剂。右心室梗死的患者应慎用利尿剂。

7. 恢复期处理　避免过重体力劳动或精神过度紧张。

8. 并发症的处理 并发栓塞时，用抗凝疗法。

9. 非 ST 段抬高性心肌梗死的处理 不宜溶栓治疗。低危险组以阿司匹林和肝素尤其是低分子量肝素治疗为主；中危险组和高危险组则以介入治疗为首选。

第三单元 消化系统疾病

考点1★★ 慢性胃炎的诊断

<u>胃镜检查是诊断慢性胃炎最可靠的方法</u>。

慢性胃炎的常见胃镜表现为：①非萎缩性胃炎：黏膜红斑，粗糙不平，出血点/斑。②萎缩性胃炎：黏膜苍白或灰白色，呈颗粒状，可透见黏膜下血管，皱襞细小。

考点2★★ 消化性溃疡的病因

幽门螺杆菌感染是<u>消化性溃疡的主要病因</u>。

考点3★★★ 消化性溃疡的临床表现

<u>上腹部疼痛是本病的主要症状</u>。疼痛呈<u>慢性、反复周期性</u>发作，尤以 DU 明显。疼痛位于上腹部，呈<u>节律性</u>并与进食相关，DU 患者饥饿时疼痛，多在餐后 2~4 小时左右出现，进食后缓解，部分患者有午夜痛；GU 患者疼痛不甚规则，常在餐后 1 小时内发生，至下次餐前自行消失。腹痛的性质为钝痛、灼痛、胀痛。疼痛剧烈且突然发生或加重，由上腹部迅速向全腹弥漫，应疑诊为急性胃穿孔。

考点4★★★ 消化性溃疡的并发症

①<u>出血：消化性溃疡是上消化道出血最常见的原因</u>。②穿孔。③幽门梗阻。④癌变。

考点5★★★　消化性溃疡的诊断

根据患者有慢性、周期性、节律性上腹痛病史,可初步诊断为消化性溃疡。但确诊需要依靠X线钡餐检查或胃镜检查。

1. 胃镜检查及黏膜活检　是诊断消化性溃疡最有价值的检查方法。

2. X线钡餐检查　龛影是直接征象,对溃疡有确诊意义。局部压痛、十二指肠球部激惹及变形、胃大弯侧痉挛性切迹均为间接征象。

考点6★★★　消化性溃疡的药物治疗

1. 根除HP的治疗　根除HP可降低溃疡的复发率,使溃疡痊愈。对HP相关性溃疡,均应抗HP治疗。根除HP方案有:①三联疗法:一种质子泵抑制剂(PPI)或一种胶体铋剂联合克拉霉素、阿莫西林、甲硝唑(或替硝唑)3种抗菌药物中的2种。②四联疗法:以铋剂为主的三联疗法加一种PPI组成。疗程为10~14天。三联疗法根治失败后,停用甲硝唑,改用呋喃唑酮或改用PPI、铋剂联合两种抗生素的四联疗法。

2. 抑制胃酸分泌　碱性药;抗胃酸分泌药。

3. 保护胃黏膜药　硫糖铝、枸橼酸铋钾、米索前列醇。

考点7★★　胃癌的病理

1. 部位　胃癌最常见于胃窦。

2. 形态分型　根据病变形态可分为两型:①早期胃癌:病变局限于黏膜及黏膜下层。②进展期胃癌:癌性病变侵及肌层及全层,常伴有转移。

3. 转移途径　①直接蔓延。②淋巴转移。③血行播散,最常转移到肝脏。④种植转移。

考点8★　胃癌的实验室检查及其他检查

1. 血液检查　呈低色素性贫血，血沉增快，血清癌胚抗原（CEA）阳性。

2. 粪便隐血试验　常持续阳性，可作为胃癌筛查的首选方法。

3. X线钡餐检查　X线征象有充盈缺损、癌性龛影、皮革胃及胃潴留等表现。

4. 胃镜检查　是诊断早期胃癌最重要的手段。

5. 超声内镜检查　能清晰观察肿瘤的浸润范围与深度，了解有无周围转移。

考点9★★★　胃癌的诊断

主要依赖内镜及活组织检查。为提高诊断率，凡年龄在40岁以上，出现不明原因的上腹部不适、食欲不振、体重明显减轻者，应警惕胃癌的可能性；尤其是原有上腹痛而近期疼痛性质及节律发生改变者，或经积极治疗而病情继续发展者，宜及早进行检查，以便早期发现。

考点10★★　溃疡性结肠炎的临床表现

1. 消化系统表现

（1）腹泻　为最主要的症状。黏液血便是本病活动期重要表现。

（2）腹痛　部位多在左下或下腹部，有疼痛→便意→排便→缓解的规律。

（3）体征　若有腹肌紧张、反跳痛、肠鸣音减弱，应警惕结肠扩张、肠穿孔等并发症。

2. 全身症状　急性期可有发热，重症常出现高热，尤易发生低血钾。

3. 肠外表现　关节炎、结节性红斑、虹膜炎、强直性脊柱炎、坏疽性脓皮病、复发性口腔溃疡、慢性肝炎等。

考点 11★ 溃疡性结肠炎的诊断

①慢性或反复发作性腹泻、脓血黏液便、腹痛，伴不同程度全身症状。②多次粪检无病原体发现。③内镜检查及 X 线钡剂灌肠显示结肠炎病变等。

考点 12★★ 溃疡性结肠炎的药物治疗

1. 氨基水杨酸制剂 常用柳氮磺吡啶（SASP），适用于轻、中型患者及重型经糖皮质激素治疗病情缓解者。

2. 糖皮质激素 适用于重型或暴发型，以及柳氮磺吡啶治疗无效的轻型、中型患者，常用泼尼松口服。

3. 免疫抑制剂 上述两类药物治疗无效者可试用环孢素，大多数患者可取得暂时缓解而避免急症手术。

考点 13★★ 肝硬化的病因

我国由病毒性肝炎所致的肝硬化最常见，国外则以慢性酒精中毒多见。

考点 14★★ 肝硬化的临床表现

1. 代偿期 症状轻微，表现为乏力、食欲减退、腹部不适、恶心、上腹部隐痛、轻微腹泻等。上述症状多呈间歇性。肝轻度肿大，质地偏硬，无或轻度压痛，脾轻或中度肿大。肝功能检查多数正常或轻度异常。

2. 失代偿期 主要表现为肝功能减退和门静脉高压症两方面，同时可有全身多系统的症状。

（1）肝功能减退的临床表现 ①全身症状：消瘦、纳减、乏力、精神萎靡、夜盲、浮肿、舌炎、不规则低热等。②消化道症状：上腹部饱胀不适、恶心呕吐、易腹泻。③出血倾向和贫血。④内分泌失调：肝掌，蜘蛛痣。

（2）门静脉高压症的表现 ①脾脏肿大。②侧支循环建立和开放。

(3) **腹水** 是肝硬化失代偿期最突出的体征之一。

考点 15★★★ 肝硬化的并发症

①急性上消化道出血，是肝硬化患者最常见的并发症和主要死因。②肝性脑病是晚期肝硬化最严重的并发症，也是最常见的死亡原因之一。③原发性肝癌。④感染。⑤肝肾综合征。⑥肝肺综合征。⑦其他，门脉高压性胃病、电解质和酸碱平衡紊乱、门静脉血栓形成等。

考点 16★★ 肝硬化的实验室检查及其他检查

1. 腹水检查 一般为漏出液，如并发自发性腹膜炎，则透明度降低，比重增高，白细胞及中性粒细胞增多，利凡他试验阳性。腹水呈血性，应高度怀疑癌变，进行细胞学检查。

2. 肝穿刺活检 是确诊代偿期肝硬化的惟一方法。若见有假小叶形成，可确诊。

考点 17★★★ 肝硬化的诊断

早期肝硬化的诊断较为困难，对于病毒性肝炎、长期饮酒等患者，必须严密随访观察，必要时进行肝活检以早期诊断。

失代偿期肝硬化诊断依据：①有病毒性肝炎、长期大量饮酒等可导致肝硬化的有关病史。②有肝功能减退和门静脉高压的临床表现。③有血清白蛋白下降、血清胆红素升高及凝血酶原时间延长等。④B 超或 CT 提示肝硬化改变，内镜检查证实食管-胃底静脉曲张。⑤肝活组织检查见假小叶形成是诊断本病的金标准。

考点 18★★ 原发性肝癌的病理

1. 大体形态分型 ①块状型，最多见。②结节型。

③弥漫型。④小癌型。

2. 组织学分型 ①肝细胞型：占肝癌的 90%。②胆管细胞型。③混合型。

3. 转移途径

（1）肝内转移 <u>发生最早</u>。

（2）肝外转移 ①血行转移：最常见的部位为肺。②淋巴转移：转移至肝门淋巴结最为常见。③种植转移：少见。

考点 19★★ 原发性肝癌的临床表现

1. 症状 ①<u>肝区疼痛：最常见</u>，呈持续性胀痛或隐痛。②消化系统症状：食欲减退最常见。③转移病灶症状。④全身症状：进行性消瘦、乏力、发热。⑤伴癌综合征：主要表现为自发性低血糖症、红细胞增多症、高钙血症、高脂血症、类癌综合征等。

2. 体征 ①进行性肝肿大是特征性体征之一。②晚期出现黄疸。③脾肿大多见于合并肝硬化与门静脉高压病例。④原有腹水者可表现为腹水迅速增加且具有难治性，腹水一般为漏出液。

考点 20★★ 原发性肝癌的实验室检查及其他检查

1. 甲胎蛋白（AFP） 是当前诊断肝细胞癌最特异的标志物。检测<u>血清 AFP</u>，有助于原发性肝癌的<u>早期诊断</u>。诊断标准为：①AFP＞500μg/L 持续 4 周。②AFP 由低浓度逐渐升高不降。③AFP 在 200μg/L 以上持续 8 周。AFP 浓度通常与肝癌大小呈正相关。

2. 肝动脉造影 是目前诊断小肝癌的最佳方法。

3. 肝组织活检或细胞学检查 是目前获得 2cm 直径以下小肝癌确诊的有效方法。

考点21★★★　原发性肝癌的诊断

原发性肝癌及对普查发现的亚临床肝癌的诊断标准（非入侵性）：①具有两种典型影像学表现，病灶>2cm。②一项典型的影像学表现，病灶>2cm，AFP≥400μg/L。

组织学诊断标准：病灶≤2cm时需进行肝穿刺活检以明确诊断。

考点22★★　原发性肝癌的治疗

肝切除术是治疗肝癌最有效的方法。

介入性治疗已成为肝癌治疗的主要方法。

考点23★　急性胰腺炎的病因

胆石症及胆道感染等是急性胰腺炎的主要病因。

考点24★★　急性胰腺炎的临床表现

根据病情严重程度，分为轻症（MAP）、中度重症（MSAP）、重症（SAP）和危重（CAP）急性胰腺炎。

<u>症状</u>：①腹痛，为本病主要和首发症状。②恶心、呕吐。③发热。④休克。⑤其他，可伴有肺不张、胸腔积液，部分患者血糖升高。

<u>体征</u>：SAP上腹疼痛明显，伴腹肌紧张及反跳痛。可出现胸水、腹水征。若脐周皮肤出现青紫，称 <u>Cullen 征</u>；两腰部皮肤呈暗灰蓝色，称 <u>Grey-Turner 征</u>。

考点25★　急性胰腺炎的标志物检测

1. 血清淀粉酶　<u>超过正常值上限3倍（>500苏氏单位/L）即可确诊急性胰腺炎</u>，但血清淀粉酶水平的高低与病情严重程度不一定平行。

2. 血清脂肪酶　对延迟就诊的患者有诊断价值，且特异性高。

考点 26★★　急性胰腺炎的诊断

作为急腹症之一，应在患者就诊后 48 小时内明确诊断。确诊应具备下列 3 条中的任意 2 条：①急性、持续性中上腹痛。②血淀粉酶或脂肪酶超过正常值上限 3 倍。③急性胰腺炎的典型影像学改变。

考点 27★★　急性胰腺炎的治疗

1. 监护与一般治疗　维持水、电解质平衡，加强营养支持治疗，加强监护。

2. 减少胰液分泌，抑制胰酶活性　①禁食。②抑制胃酸分泌：常用 H_2 受体拮抗剂或质子泵抑制剂。③应用生长抑素：如奥曲肽等。④抑制胰酶活性：用于 SAP 的早期，如抑肽酶、加贝酯等。

3. 防治感染

4. 营养支持

5. 急诊内镜治疗　对胆源性急性胰腺炎应尽早行逆行胰胆管造影（ERCP）治疗。

6. 外科治疗　目前不主张过早手术治疗。

第四单元　泌尿系统疾病

考点 1★　慢性肾小球肾炎的诊断

凡存在慢性肾炎的临床表现，如血尿、蛋白尿、水肿和高血压者，均应疑诊慢性肾炎。但确诊前需排除继发性肾小球疾病，如系统性红斑狼疮、糖尿病、高血压肾病等。诊断困难时，应进行肾穿刺行病理学检查。

考点 2★★★　慢性肾小球肾炎的治疗

控制高血压，减少蛋白尿。尿蛋白<1g/d 时，应控制

血压<130/80mmHg。尿蛋白≥1g/d者，应控制血压<125/75mmHg。首选 ACEI 或 ARB，一般需联合用药。

考点3★★　尿路感染的病因和感染途径

1. 病因　最常见的是革兰阴性杆菌，其中大肠埃希菌占 80%~90%。

2. 感染途径　①上行感染，最主要。②血行感染。③淋巴道感染。④直接感染。

考点4★★★　尿路感染的临床表现

1. 膀胱炎　属下尿路感染。常见于年轻女性，主要表现为膀胱刺激征，即尿频、尿急、尿痛，尿液常浑浊，并有异味，偶可有血尿。一般无明显的全身感染症状，但少数患者可有腰痛、低热。血白细胞计数常不增高。占尿路感染的 60% 以上。

2. 急性肾盂肾炎　常发生于育龄妇女，临床表现有：

（1）**泌尿系统症状**　膀胱刺激征、腰痛和/或下腹部痛，多为钝痛、酸痛。查体可见肋脊角及输尿管点压痛、肾区压痛和叩击痛。

（2）**全身感染症状**　寒战、发热、头痛、恶心、呕吐、食欲不振等，常伴有血白细胞计数升高和血沉增快。

3. 慢性肾盂肾炎　全身及泌尿系统局部表现均可不典型，半数以上患者有急性肾盂肾炎病史，后出现程度不同的低热，间歇性尿频、排尿不适、腰部酸痛等，晚期肾小管功能受损表现为夜尿增多、低比重尿等。

4. 无症状细菌尿　患者可长期无症状，尿常规检查可无明显异常，但尿培养有真性菌尿，也可在病程中出现急性尿路感染症状。

考点5★★★　尿路感染的实验室检查

1. 尿液检查　外观多浑浊，尿沉渣镜检白细胞>5/

HP, 诊断意义较大。部分患者可有红细胞, 少数出现肉眼血尿。尿蛋白含量多为 (±) ~ (+)。白细胞管型多提示肾盂肾炎。

2. 尿细菌学检查 取清洁中段尿, 必要时导尿或膀胱穿刺取标本。如细菌定量培养菌落计数 $\geq 10^5$/mL, 可确诊; 如菌落计数为 $10^4 \sim 10^5$/mL, 结果可疑; 如 $< 10^4$/mL, 多为污染。

考点 6★★ 慢性肾衰竭的诊断与病情评估

原有慢性肾脏病史, 出现厌食、恶心、呕吐、腹泻、头痛、意识障碍, 肾功能检查有不同程度的减退时, 应考虑 CRF。对只因一些常见的内科症状, 如乏力、厌食、恶心、贫血、高血压等就诊的患者, 要排除本病的可能。

由于 GFR 较 Ccr 更能反映肾功能变化, 故现按 GFR 进行分期, 慢性肾衰竭是慢性肾脏病的中后期, 包括 4 ~ 5 期。慢性肾脏病按 GRF 的分期:

分期	特征	GFR (mL/min · 1.73m²)
1	GFR 正常或增加	≥ 90
2	GFR 轻度下降	$60 \sim 89$
3a	GFR 轻到中度下降	$45 \sim 59$
3b	GFR 中到重度下降	$30 \sim 44$
4	GFR 重度下降	$15 \sim 29$
5	肾衰竭	<15 或透析

考点 7★ 慢性肾衰竭的治疗

纠正贫血可用促红细胞生成素 (EPO)。

一般经饮食疗法、药物治疗等无效, 肾衰竭继续发展, 每日尿量 <1000mL 者, 应进行透析治疗, 指征是: ①血肌酐 $\geq 707.2 \mu$mol/L。②尿素氮 ≥ 28.6mmol/L。③高

钾血症。④代谢性酸中毒。⑤尿毒症症状。⑥水潴留（浮肿、血压升高、高容量性心力衰竭）。⑦并发贫血（红细胞比容<15%）、心包炎、高血压、消化道出血、肾性骨病、尿毒症脑病。

第五单元　血液系统疾病

考点1★★　缺铁性贫血的诊断

1. 贫血为小细胞低色素性贫血。

2. 判断组织缺铁与缺铁性贫血。

（1）组织缺铁　①血清铁蛋白<12μg/L。②骨髓铁染色显示骨髓小粒可染铁消失，铁粒幼红细胞少于15%。

（2）缺铁性贫血　①血清铁<8.95μmol/L，总铁结合力>64.4μmol/L，转铁蛋白饱和度<15%。②FEP/Hb>4.5μg/gHb。③符合组织缺铁的诊断标准。

上述实验室指标中以骨髓可染铁及血清铁蛋白测定最有诊断意义。

3. 有明确的缺铁病因和临床表现。慢性失血是引起成年人缺铁性贫血的最常见原因。

4. 铁剂治疗试验也是确定本病的方法之一。缺铁性贫血患者服用铁剂后，短时期网织红细胞计数明显升高，常于5~10天到达高峰，平均0.06~0.08，以后又下降，随后血红蛋白上升。

考点2★★　缺铁性贫血的治疗

口服铁剂是治疗缺铁性贫血的首选方法。

常用药：硫酸亚铁片，一般2个月恢复正常，仍需继续用药3~6个月。

考点3★★　再生障碍性贫血的病因

约半数以上的再障患者原因不明，称为先天性（遗传性）再障。能查明原因者称为后天性（获得性）再障。其发病与下列因素有关：①药物及化学物质是获得性再障的首位病因。②电离辐射。③感染。

考点4★★　再生障碍性贫血的临床表现

1. 重型再障　起病急，进展快，病情重。

（1）贫血　苍白、乏力、头昏、心悸和气短等症状进行性加重。

（2）感染　多数患者有发热，发热可以是首发症状，以呼吸道感染为最常见的原因。

（3）出血　最常见于皮肤黏膜等。

2. 非重型再障　起病进展缓慢。贫血呈慢性过程，主要表现为皮肤黏膜苍白，活动后心悸、乏力等。贫血、感染和出血的程度较重型再障轻，也较易控制。

考点5★★　再生障碍性贫血的诊断标准

典型再障的诊断标准：

1. 全血细胞减少，网织红细胞百分数<0.01，淋巴细胞比例增高（正细胞正色素性贫血）。

2. 一般无肝、脾肿大。

3. 骨髓多部位增生减低，造血细胞减少，非造血细胞比例增高，骨髓小粒空虚。骨髓活检可见造血组织均匀减少。

4. 能除外引起全血细胞减少的其他疾病。

5. 一般抗贫血治疗无效。

考点6★★　再生障碍性贫血的治疗

<u>雄激素为治疗非重型再障的首选药物。</u>免疫抑制剂抗

胸腺细胞球蛋白及抗淋巴细胞球蛋白是治疗重型再障的主要药物。

考点7★★★　急性白血病的实验室检查及其他检查

1. 血象　贫血及血小板减少极常见。

2. 骨髓象　是确诊白血病的主要依据。多数病例骨髓增生明显活跃或极度活跃，原始细胞等于或超过全部骨髓有核细胞的30%。正常造血细胞严重受抑制，正常幼红细胞及巨核细胞减少。

3. 细胞化学染色　有助于急性白血病的分类鉴别。

4. 免疫学检查　细胞遗传学检查有助于白血病的诊断分型及治疗监测。

考点8★★　急性白血病的诊断

临床有发热、感染（以咽峡炎、口腔炎最多见）、出血、贫血等症状，体检有淋巴结、肝脾肿大及胸骨压痛，外周血片有原始细胞，骨髓细胞形态学及细胞化学染色显示其某一系列原始细胞≥30%即可诊断。

考点9★★　慢性髓细胞白血病的临床表现

起病缓慢，早期多无临床症状。可有低热、出汗及消瘦等代谢亢进表现，患者常伴有左上腹坠痛或食后饱胀感。脾脏肿大是本病的主要体征。约半数患者有肝大。部分患者有胸骨中下段压痛。

考点10★★　慢性髓细胞白血病的实验室检查

1. 血液一般检查　白细胞计数明显增多为CML特征，可高达（100~800）×10^9/L。白细胞分类可见到各发育阶段的粒系细胞。血象的多样化为CML的特点。

2. 骨髓象　骨髓中有核细胞显著增多，以粒系为主，主要为中、晚幼粒细胞及杆状核细胞。

3. 中性粒细胞碱性磷酸酶（NAP）测定 多数 CML 患者 NAP 缺如或降低。该指标有助于区别类白血病反应及其他骨髓增生性疾病。

4. 细胞遗传学检查 可检出 Ph 染色体、BCR–ABL 融合基因等。

考点 11★★ 慢性髓细胞白血病的诊断

对于不明原因持续性外周血白细胞明显升高者，均应进行肝脾检查及骨髓检查。一般根据典型血象及骨髓象改变、脾肿大等不难作出诊断。对早期诊断困难或不典型的患者，应进行 Ph 染色体、BCR–ABL 融合基因检查。

考点 12★ 白细胞减少症的诊断

白细胞计数的生理变异较大，因此必须反复定期检查，以确定是否白细胞持续低于 4.0×10^9/L。

考点 13★★ 原发免疫性血小板减少症的临床表现

1. 急性型 常见于儿童，男女发病率相近。颅内出血是主要的死亡原因。

（1）起病方式 通常在发病前 1~2 周有上呼吸道感染史，特别是病毒感染史。起病急骤，部分有畏寒、寒战、发热。

（2）出血 皮肤、黏膜出血以鼻出血、牙龈出血、口腔黏膜出血常见。当血小板 $<20 \times 10^9$/L 时，可出现内脏出血。

（3）其他 出血量过大，可出现程度不等的贫血、血压降低，甚至失血性休克。

2. 慢性型 较常见，多见于青年女性。起病缓慢，出血症状较轻。

（1）起病方式 隐匿，多在常规查血时偶然发现。

（2）出血倾向 多数较轻而局限，但易反复发生。

表现为皮肤、黏膜出血，严重内脏出血较少见，<u>女性患者多以月经过多为主要表现</u>。持续发作者，血小板往往多年持续减少；反复发作者，每次持续数周或数月。

（3）其他 长期月经过多可出现失血性贫血。病程半年以上者，可有轻度脾肿大。

考点 14★★★ 原发免疫性血小板减少症的诊断

1. 广泛出血累及皮肤、黏膜及内脏。

2. 多次检查血小板计数减少。

3. 脾脏不肿大或轻度肿大。

4. 骨髓巨核细胞正常或增多，有成熟障碍。

5. 具备下列 5 项中任何 1 项。①泼尼松治疗有效。②切脾治疗有效。③PAIg 阳性。④PAC$_3$ 阳性。⑤血小板寿命测定缩短。

6. 排除继发性血小板减少症。

考点 15★★ 原发免疫性血小板减少症的治疗

<u>糖皮质激素为治疗本病之首选药物</u>。适用于急性和慢性型发作期。脾切除是慢性型患者治疗的重要方法。

考点 16★ 骨髓增生异常综合征的临床表现

<u>几乎所有 MDS 患者均有贫血症状</u>，表现为乏力、疲倦、活动后心悸气短，半数以上的患者有中性粒细胞减少，由于同时存在中性粒细胞功能低下，故患者容易发生各种感染，40%~60% 的患者有血小板减少，随着疾病进展可出现进行性血小板减少。

考点 17★★ 骨髓增生异常综合征的实验室检查

1. 血象和骨髓象检查 持续性全血细胞减少，一系减少少见。多为红细胞减少，Hb<100g/L，中性粒细胞<1.8×10^9/L，血小板<100×10^9/L。骨髓增生度多在活跃以

上。多数患者出现两系以上病态造血。

2. 细胞遗传学检查 40%~70%的患者有克隆性染色体核型异常，多为缺失性改变。

3. 病理检查 骨髓病理活检可了解骨髓内细胞增生程度、巨核细胞数量、骨髓纤维化程度等重要信息。

考点18★★ 骨髓增生异常综合征的诊断

本病诊断尚无"金标准"，目前仍以排除法进行诊断。根据患者血细胞减少和相应的症状，以及病态造血、细胞遗传学异常、病理学改变等，诊断不难确立。虽然病态造血是本病的特征，但有病态造血不等于就是 MDS，应进行鉴别诊断。

第六单元　内分泌与代谢疾病

考点1★★ 甲状腺功能亢进症的临床表现

1. 甲状腺毒症表现

（1）高代谢综合征 表现为怕热多汗、皮肤潮湿、低热、多食善饥、体重锐减和疲乏无力。

（2）精神、神经系统 神经过敏、多言好动、烦躁易怒、失眠不安等。

（3）心血管系统 ①心动过速。②第一心音亢进，心尖区常有 2/6 级以下收缩期杂音。③心律失常，以心房颤动、房性早搏等多见。④心脏肥大和心力衰竭。⑤收缩压上升，舒张压下降，脉压增大，可见周围血管征。

（4）消化系统 常有食欲亢进、稀便、排便次数增加。

（5）肌无力和肌萎缩

（6）其他 女性患者出现月经减少或闭经。男性患者出现阳痿。

2. 甲状腺肿大 双侧<u>甲状腺</u>呈弥漫、对称性肿大，多质软，随吞咽而上下移动，无压痛。<u>甲状腺上下极可有震颤和血管杂音</u>，为甲亢的特异性体征。

3. 眼征 有25%~50%的患者伴有眼征，按病变程度可分为单纯性和浸润性突眼两类。

考点2★★★　甲状腺功能亢进症的实验室及其他检查

1. 血清甲状腺激素测定

（1）TT_3和TT_4　TT_3较TT_4更能反映本病的程度与预后。

（2）FT_3和FT_4　是诊断甲亢的首选指标。

2. TSH测定 是反映甲状腺功能最敏感的指标，也是鉴别原发性与继发性甲亢的敏感指标。

3. 甲状腺自身抗体测定 确定甲亢病因、诊断GD的指标之一。

4. 甲状腺摄^{131}I率 主要用于甲状腺毒症病因鉴别。

考点3★★　甲状腺功能亢进症的诊断

①高代谢症状和体征。②甲状腺肿大。③血清TT_3、FT_3、TT_4、FT_4增高，TSH减低。具备以上3项诊断即可成立。

患者无自觉症状，血T_3、T_4正常，但TSH显著降低，称为亚临床甲亢。

考点4★★　甲状腺功能亢进症的药物治疗

1. 治疗药物 通常分为硫脲类和咪唑类两类。

适应证：①病情轻、中度患者。②甲状腺呈轻、中度肿大者。③年龄<20岁。④孕妇、年迈体弱或合并严重心、肝、肾等疾病而不宜手术者。⑤术前准备和^{131}I治疗

前的准备。⑥术后复发而不宜用^{131}I治疗者。

2. 甲状腺危象的治疗 首选丙硫氧嘧啶。

考点5★★ 甲状腺功能减退症的临床表现

1. 病史特点 有^{131}I放射治疗史、甲状腺手术史、桥本甲状腺炎及 Graves 病等病史或甲状腺疾病家族史。

2. 症状 起病隐匿，进展缓慢，病程较长。以代谢率减低和交感神经兴奋性下降为主。典型症状有怕冷、少汗、乏力、手足肿胀感、嗜睡、记忆力减退、关节疼痛、体重增加、便秘、女性月经紊乱或月经过多、不孕等。

3. 体征 典型体征有面色苍白、表情呆滞、反应迟钝、颜面及眼睑水肿、唇厚、舌大常有齿痕（甲减面容），皮肤干燥粗糙，皮温低，毛发稀疏干燥，常有水肿，脉率缓慢等。

考点6★★ 甲状腺功能减退症的实验室检查

1. 甲状腺功能检查 原发性甲减者血清 TSH 增高，血清 TT_4、FT_4 均降低，三者升降的程度与病情严重程度相关。T_3不作为诊断的必备指标。亚临床甲减仅有 TSH 增高，TT_4 和 FT_4 正常。

2. 自身抗体检查 甲状腺过氧化物酶抗体（TPOAb）和甲状腺球蛋白抗体（TgAb）是诊断自身免疫甲状腺炎（包括桥本甲状腺炎、萎缩性甲状腺炎）的主要指标。TPOAb 的诊断意义确切，TPOAb 升高伴血清 TSH 水平增高，提示甲状腺细胞已经发生损伤。

考点7★★ 甲状腺功能减退症的诊断

有甲减的症状和体征，血清 TSH 增高，TT_4、FT_4 均降低，即可诊断原发性甲减，应进一步明确甲减的原因；血清 TSH 减低或者正常，TT_4、FT_4 降低，应考虑为中枢性甲减，需进一步进行下丘脑和垂体的相关检查，明确下丘脑和垂体病变。

考点8★★　甲状腺功能减退症的治疗

主要措施为甲状腺素补充或替代治疗，一般需要<u>终生治疗</u>。<u>左甲状腺素</u>（L-T$_4$）是目前最常用的药物。

考点9★★　糖尿病的并发症

1. 急性并发症　①糖尿病酮症酸中毒。②高渗高血糖综合征。③乳酸性酸中毒。

2. 慢性并发症

（1）大血管病变　动脉粥样硬化者患病率较高，引起冠心病、脑血管病等。

（2）微血管病变　是糖尿病的特异性并发症。①<u>糖尿病肾病</u>是 <u>TIDM 的主要死因</u>。②糖尿病性视网膜病变。③<u>糖尿病心肌病</u>。

（3）神经系统并发症　①<u>中枢神经系统并发症</u>，缺血性脑卒中、脑老化加速及老年性痴呆等。②<u>周围神经病变</u>，最常见为对称性，下肢重。③<u>自主神经病变</u>。

（4）<u>糖尿病足</u>

（5）其他　眼部及皮肤并发症。

考点10★★★　糖尿病的实验室检查

1. 血糖测定　是诊断的主要依据，也是长期监控病情和判断疗效的主要指标。

2. 糖化血红蛋白 A1（GHbA1）测定　可反映取血前8~12周的平均血糖状况，是监测糖尿病病情的重要指标。

3. 血浆胰岛素、C 肽测定　反映基础和葡萄糖介导的胰岛素释放功能。

考点 11★★　糖尿病的诊断

诊断：DM、IFG 和 IGT 的诊断标准（1999，WHO）[mmol/L（mg/dL）]

糖尿病（DM）	FPG ≥ 7.0（≥ 126），或者 OGTT 2hPG 或随机血糖*≥11.1（≥200）
空腹血糖受损（IFG）**	FPG≥6.1（≥ 110）且＜7.0（＜126）且 OGTT 2hPG＜7.8（＜140）
糖耐量减低（IGT）**	FPG＜7.0（＜126）且 OGTT 2hPG≥7.8（≥140）且＜11.1（＜200）

注：＊随机指餐后任何时间。

＊＊注意随机血糖不能用于诊断 IFG 和 IGT。

对无症状的患者而言，必须有两次血糖异常才能作出诊断。

IFG 或 IGT 的诊断应根据 3 个月内的 2 次 OGTT 结果，用其平均值来判断。

考点 12★★★　口服降糖药物治疗

1. 促胰岛素分泌剂

（1）磺脲类（SUs）　常用格列吡嗪、格列齐特的控释片，早餐前半小时服用。

适应证：作为单药治疗主要用于新诊断的 T2DM 非肥胖患者、用饮食和运动治疗血糖控制不理想时。年龄超过 40 岁，病程短于 5 年，空腹血糖低于 10mmol/L 时效果较好。

不良反应：以低血糖反应为主。

（2）格列奈类　为快速作用的胰岛素促分泌剂，主要用于控制餐后高血糖。适合 2 型糖尿病早期餐后高血糖阶段或以餐后高血糖为主的老年患者。常用瑞格列奈或那格列奈。可单独使用或与二甲双胍、胰岛素增敏剂联用。

2. 双胍类（BG） 单独用药极少引起低血糖，常用二甲双胍，治疗 T2DM 伴有体重减轻、血脂谱改善、纤溶系统活性增加、血小板聚集性降低等，被认为可能有助于延缓或改善糖尿病血管并发症。

<u>适应证：①2 型糖尿病患者，尤其是无明显消瘦以及伴血脂异常、高血压或高胰岛素血症的患者，作为一线用药。</u>②1 型糖尿病，与胰岛素联合应用可能减少胰岛素用量和血糖波动。

3. α-葡萄糖苷酶抑制剂 降低餐后高血糖，应在进食第一口食物后服用。为 T2DM 第一线药物，<u>尤其适用于空腹血糖正常而餐后血糖升高者</u>。常用阿卡波糖或伏格列波糖。

4. 噻唑烷二酮 增强胰岛素在外周组织的敏感性，减轻胰岛素抵抗。对心血管系统和肾脏有潜在的保护作用。可单独或与其他降糖药物合用治疗 T2DM 患者，<u>尤其是肥胖、胰岛素抵抗明显者</u>。常用罗格列酮或吡格列酮。

考点 13★★ 糖尿病酮症酸中毒的诊断

"三多一少"症状加重，有恶心、厌食、酸中毒、昏迷、脱水、休克，尤其是呼出气有酮味（烂苹果味）、血压低而尿量多者，不论有无糖尿病病史，均应考虑本症的可能。如血糖升高、尿糖强阳性、尿酮体阳性即可确诊糖尿病酮症，如兼有血 pH、CO_2 结合力下降及 BE 负值增大者即可诊断为糖尿病酮症酸中毒。早期诊断是决定治疗成败的关键，对疑诊患者立即行相关实验室检查以肯定或排除本病。

考点 14★★★ 糖尿病酮症酸中毒的治疗

1. 静脉补液 是治疗的关键环节。

2. 应用胰岛素 目前采用持续小剂量（短效）胰岛

素治疗方案。

3. 纠正电解质及酸碱平衡失调　主要包括纠正酸中毒以及纠正低血钾。

4. 去除诱因及防治并发症

考点 15★★　血脂异常的临床表现

主要表现为黄色瘤、早发性角膜环以及脂血症眼底改变，以<u>黄色瘤</u>较为常见。更多的临床表现是血脂异常导致的各种动脉粥样硬化性心血管疾病（ASCVD）的临床表现，也是患者就诊的主要原因。

考点 16★★　血脂异常的药物治疗

将控制 LDL-C 水平达标作为防控 ASCVD 危险的首要干预靶点，非 HDL-C 作为次要干预靶点。

1. 主要降低胆固醇的药物

（1）他汀类　<u>是目前首选的降胆固醇药物</u>。常用药物有阿托伐他汀、瑞舒伐他汀等。

（2）肠道胆固醇吸收抑制剂　常用依折麦布。

（3）胆酸螯合剂　常用考来烯胺。

（4）普罗布考

2. 主要降低甘油三酯的药物

（1）贝特类　常用药物有非诺贝特、吉非贝齐和苯扎贝特等。

（2）烟酸类　常用烟酸缓释片等。

（3）高纯度鱼油制剂

考点 17★★　高尿酸血症与痛风的临床表现

1. 无症状期　仅有一过性或持续性高尿酸血症。

2. 急性发作期　表现为急性关节炎，<u>多是首发症状</u>。多在午夜剧痛而惊醒，呈刀割样。<u>单侧第一跖趾关节疼痛最常见</u>。受累关节局部红肿、热痛，压痛明显，功能受限。发作多于数天或两周内自行缓解。

3. 痛风石 是痛风的特征性表现，典型部位在耳郭。

4. 肾脏病变 表现为痛风性肾病及尿酸性肾石病、急性肾衰等。

5. 眼部病变 睑缘炎、眼睑皮下组织痛风石等。

考点18★★ 高尿酸血症与痛风的诊断

1. 高尿酸血症 日常嘌呤饮食状态下，非同日2次空腹血尿酸水平超过420μmol/L，即可诊断。

2. 痛风 在高尿酸血症基础上，出现特征性关节炎表现，尿路结石或肾绞痛发作，即应考虑痛风，如在滑囊液及痛风石中找到尿酸盐结晶即可确诊。

考点19★ 高尿酸血症与痛风的药物治疗

1. 高尿酸血症的治疗

（1）促尿酸排泄药 用于肾功能良好的患者。常用药物有苯溴马隆。

（2）抑制尿酸生成药物 ①别嘌醇。②非布司他。

（3）碱性药物 常用碳酸氢钠片口服。

（4）新型降尿酸药

2. 痛风的治疗

（1）急性发作期的治疗 尽早（24h以内）使用非甾体消炎药、秋水仙碱和糖皮质激素。

（2）发作间歇期和慢性期的治疗 从小剂量开始应用降尿酸药，逐渐加量，调整至最小有效剂量长期甚至终身维持。应将血尿酸水平稳定控制在360μmol/L以下。

第七单元　结缔组织病

考点1★★　类风湿关节炎的临床表现

1. 关节表现

（1）晨僵　<u>一般持续1小时以上</u>。晨僵持续时间和关节炎症的程度呈正比，常<u>被作为观察本病活动指标之一</u>。

（2）关节痛与压痛　<u>关节痛是出现最早的表现</u>。最常出现在小关节，多呈对称性、持续性。

（3）关节肿胀　呈对称性。

（4）关节畸形

（5）关节功能障碍

2. 关节外表现

（1）类风湿结节　常提示疾病处于活动阶段。

（2）类风湿血管炎

考点2★★　类风湿关节炎的实验室检查

1. 类风湿因子（RF）滴度与疾病的活动性和严重性成正比。阳性者必须结合临床表现，方能诊断。

2. 抗环瓜氨酸肽（CCP）抗体对 RA 的诊断敏感性和特异性高，有助于早期诊断，尤其是 RF 阴性、临床症状不典型的患者。

考点3★★★　类风湿关节炎的诊断

按美国风湿病学会1987年修订的分类标准，共7项：①晨僵持续至少1小时（≥6周）。②3个或3个以上关节肿（≥6周）。③腕关节或掌指关节或近端指间关节肿（≥6周）。④对称性关节肿（≥6周）。⑤类风湿皮下结节。⑥手和腕关节的 X 线片有关节端骨质疏松和关节间隙狭窄。⑦类风湿因子阳性（该滴度在正常者阳性率<5%）。上述7项中，符合4项即可诊断。

考点4★★　类风湿关节炎的治疗

1. 非甾体抗炎药　有效缓解症状，但不能控制病情进展，应与改善病情抗风湿药联用。常用塞来昔布、美洛昔康和双氯芬酸。

2. 改善病情的抗风湿药　起效缓慢，对疼痛的缓解作用较差，有改善和延缓病情进展的作用。确诊的 RA 患者均应使用此类药物，一般首选甲氨蝶呤（MTX）并作为联合治疗的基本药物。

3. 糖皮质激素　具有良好的抗炎作用，可迅速而明显地缓解关节炎症状，改善关节功能。但不能根治本病，停药后症状多复发。

考点5★★　系统性红斑狼疮的自身抗体检查

1. 抗双链 DNA（dsDNA）抗体　活动期患者阳性率可达95%，特异性强，对确诊 SLE 和判断其活动性有较大参考价值。

2. 抗 Sm 抗体　可作为回顾性诊断的依据。

考点6★　系统性红斑狼疮的诊断

普遍采用美国风湿病学会1997年推荐的 SLE 分类标准，共11项：①颊部红斑。②盘状红斑。③光过敏。④口腔溃疡。⑤关节炎。⑥浆膜炎：胸膜炎或心包炎。⑦肾脏病变。⑧神经病变。⑨血液学疾病。⑩免疫学异常。⑪抗核抗体。上述11项中，符合4项或4项以上者，在除外感染、肿瘤和其他结缔组织病后，即可诊断为 SLE。

考点7★★ 系统性红斑狼疮的治疗

1. 轻型 SLE 可使用非甾体抗炎药、抗疟药、小剂量激素如泼尼松，也可短期局部应用激素治疗皮疹，权衡利弊，必要时可用硫唑嘌呤、甲氨蝶呤等免疫抑制剂。

2. 重型 SLE 糖皮质激素是治疗 SLE 的基础药物。

3. 狼疮危象 通常需要大剂量甲泼尼龙冲击治疗。

第八单元　神经系统疾病

考点1★★★ 癫痫的分类与临床表现

1. 全面性强直-阵挛发作 即大发作。以意识丧失和全身对称性抽搐为特征。

2. 失神发作 突然发生和突然终止的意识丧失是失神发作的特征。典型失神发作通常称小发作。多见于儿童或少年，突然短暂的意识丧失，停止当时的活动，呼之不应，两眼瞪视不动，持续 5～30 秒，无先兆和局部症状，可伴有简单的自动性动作，手中持物可坠落，事后对发作不能回忆。

3. 部分性发作 分为单纯部分性发作（发作后能复述发作的细节）和复杂部分性发作（精神运动性发作），后者占成年人癫痫的50%以上均有意识丧失。

考点2★★ 癫痫的诊断

1. 病史 详细而又准确的病史资料是诊断的主要依据。

2. 脑电图 是癫痫最重要的辅助诊断依据。

考点3★★ 癫痫持续状态

1. 定义 简称为癫痫状态，是指患者出现全面性强直-阵挛发作持续<u>超过 5 分钟</u>，患者有发生神经元损伤的危险并需要抗癫痫药物紧急救治的癫痫发作，是内科常见急症。

2. 治疗 安定类药物为首选，<u>成人首选地西泮</u>。

考点4★ 短暂性脑缺血发作的病因

主要为动脉粥样硬化。

考点5★ 短暂性脑缺血发作的临床表现

1. 椎-基底动脉系统 TIA 多见，且易反复发作，持续时间较短。常见症状有发作性眩晕，常伴有恶心、呕吐，多数患者出现眼球震颤。

2. 颈内动脉系统 TIA 较少见，但易引起完全性脑卒中。

考点6★★ 短暂性脑缺血发作的诊断

因绝大多数患者就诊时发作已缓解，因此诊断主要依据病史，中老年患者突然出现一过性局限性神经功能缺失的症状和体征，持续时间短暂，24 小时内症状和体征消失，急诊 CT 或 MRI 检查未发现与症状相关的病灶，即可诊断 TIA。进一步全面检查，寻找可能的病因、潜在病理状态和卒中的危险因素。

考点7★★★ 脑梗死的临床表现

1. 一般表现

（1）脑血栓形成 常在<u>安静或睡眠中发病</u>，起病较缓，症状在数小时或 1~2 天内发展达高峰。多数患者无头痛、呕吐、昏迷等全脑症状，少数起病即有昏迷、抽搐，多为脑干梗死。

（2）脑栓塞 以青壮年多见，多在<u>活动中发病</u>，无明显前驱症状，病情可在数秒钟达高峰，且局灶性神经功能缺失症状与栓塞动脉的供血区的功能相对应，具有明显的症状和体征，呈完全性卒中。多数患者<u>有获得栓子来源的基本原发病病史</u>，如心脏瓣膜病、心房颤动、长骨骨折、感染性心内膜炎等。

2. 临床分型

（1）完全性卒中　发病后神经功能缺失症状较重、较完全，常有完全性瘫痪及昏迷，于数小时内（<6小时）达到高峰。

（2）进展性卒中　发病后神经功能缺失症状在48小时内逐渐进展或呈阶梯式加重。

（3）可逆性缺血性神经功能缺失

考点8★★★　脑梗死的诊断

1. 脑血栓形成　①中年以上，有动脉硬化、高血压、糖尿病等病史，常有短暂性脑缺血发作病史。②静息状态下或睡眠中发病，迅速出现局限性神经功能缺失症状，并持续24小时以上。神经系统症状和体征可用某一血管综合征解释。③意识常清楚或轻度障碍，多无脑膜刺激征。④脑部CT、MRI检查可显示梗死部位和范围，并可排除脑出血、肿瘤和炎症性疾病。

2. 脑栓塞　①有冠心病心肌梗死、心脏瓣膜病、心房颤动等病史。②体力活动中骤然起病，迅速出现局限性神经功能缺失症状，症状在数秒钟到数分钟达到高峰，并持续24小时以上。神经系统症状和体征可用某一血管综合征解释。③④诊断要点同脑血栓形成。

考点9★★　脑出血的临床表现

以50岁以上的高血压患者多见，男性发病多于女性，通常在情绪激动和过度用力时急性起病。发病时血压明显升高，突然出现剧烈头痛、头晕、呕吐、意识障碍和神经缺失症状，常在数分钟至数小时内达高峰。<u>壳核出血（内囊外侧型），可出现典型的"三偏征"，即对侧偏瘫、对侧偏身感觉障碍和对侧同向偏盲。</u>

考点 10 ★★★　脑出血的诊断

1. 50 岁以上，有长期高血压病史，尤其有血压控制不良的病史，在活动或情绪激动时突然发病。

2. 突然出现剧烈头痛、呕吐，快速出现意识障碍和偏瘫、失语等局灶性神经缺失症状，病程发展迅速。

3. <u>CT 检查可见脑内高密度区。</u>

考点 11 ★★　蛛网膜下腔出血的病因和发病机制

最常见的病因是脑底囊性动脉瘤破裂。

考点 12 ★★　蛛网膜下腔出血的临床表现

起病前数天或数周有头痛、恶心症状，常在剧烈运动和活动中突然起病，剧烈头痛呈爆裂样发作，可放射至枕后或颈部，并伴喷射性呕吐；少数人有癫痫样发作和精神症状。体检脑膜刺激征阳性。

考点 13 ★★　蛛网膜下腔出血的诊断

诊断依据有：①突然剧烈头痛伴脑膜刺激征阳性，眼底检查可见出血，尤其是玻璃体膜下出血。②CT 检查阳性，脑脊液均匀血性。③有条件可分别选择 DSA、MRA、CTA 等脑动脉造影，有助于明确病因。

第九单元 常见急危重症

考点1★★ 休克的病因与分类

原因	分类	常见原发病
低血容量	失血性休克	消化道大出血、异位妊娠破裂、产后大出血、动脉瘤及血管畸形破裂等
	失液性休克	严重烧伤、急性腹膜炎、肠梗阻、严重呕吐及腹泻等
	创伤性休克	严重骨折、挤压伤、大手术等
心泵功能障碍	心源性休克	急性心肌梗死、肺栓塞、急性重症心肌炎、严重二尖瓣狭窄伴心动过速、严重心律失常等
	心脏压塞性休克	大量心包积液、心包内出血、张力性气胸
血管功能失常	感染性休克	脓毒症、重症肺炎、中毒性菌痢、化脓性胆管炎、创面感染、流行性脑脊髓膜炎、流行性出血热等
	过敏性休克	药物、食物、异种蛋白等过敏
	神经源性休克	创伤、剧痛、脊髓损伤、麻醉、神经节阻滞剂、大量放胸腹水等
	细胞性休克	氰化物、杀虫剂、生物素中毒,缺氧、低血糖等

考点2★★　休克的诊断

1. 诊断要点　①有诱发休克的诱因。②意识障碍。③脉搏细速>100次/分或不能触及。④四肢湿冷，胸骨部位皮肤指压征，皮肤花纹，黏膜苍白或发绀，尿量<30mL/h。⑤收缩压<80mmHg。⑥脉压差<20mmHg。⑦高血压患者收缩压较基础血压下降30%以上。符合第①条及②③④条中的两项和⑤⑥⑦条中的1项即可诊断。

2. 分期诊断　临床上按照休克的发展经过及病情轻重，分为3期：

指标	休克早期	休克期	休克晚期
神志	清楚、烦躁	淡漠	不清、昏迷
口渴	有	较重	严重
肤色	苍白	苍白、发绀	花斑样、青紫
肢温	正常或湿冷	发凉	冰冷
血压	正常、脉压小	收缩压低、脉压更小	血压更低或测不出
脉搏	增快、有力	更快	细速或摸不清
呼吸	深快	浅快	表浅、不规则
压甲	1秒恢复	迟缓	更迟缓或不能恢复
颈静脉	充盈	塌陷	空虚
尿量	正常	少尿	少尿或无尿

3. 休克指数　<0.5表示无休克；1.0~1.5表示存在休克；>2表示休克严重。

考点3★★　抗休克治疗

1. 补充血容量　除心源性休克外，补充血容量是提高心输出量和改善组织灌流的根本措施。输液强调及时和尽早。先晶体后胶体,晶体液与胶体液之比为3:1。

补液量充分的指标为为:①收缩压正常或接近正常,脉压>30mmHg。②CVP 升高>12cmH$_2$O。③尿量 ≥30mL/h。④临床症状好转,如神志恢复,皮肤、黏膜红润温暖等。

2. 纠正电解质与酸碱平衡失调 严重酸中毒常用5%碳酸氢钠、11.2%乳酸钠等纠正。

3. 应用血管活性药

(1)拟肾上腺素类 ①多巴胺。②多巴酚丁胺:常用于心源性休克。③异丙肾上腺素。④肾上腺素:用于过敏性休克,禁用于心源性休克。⑤去甲肾上腺素:用于极度低血压或感染性休克。⑥间羟胺:常用于升压治疗。

(2)莨菪类(抗胆碱类) 包括阿托品、东莨菪碱和654-2(山莨菪碱)等,主要用于感染性休克。

4. 维护脏器功能 提高脏器灌注,改善细胞代谢。

考点4★★★ 上消化道出血的病情评估

估计出血量:

1. 成人每天消化道出血量达5~10mL,粪便隐血试验阳性。

2. 每天出血量>50mL,出现黑便。

3. 胃内积血量达250~300mL,可引起呕血。

4. 一次性出血量>400mL,可引起全身症状,如烦躁、心悸、头晕、出汗等。

5. 数小时内出血量>1000mL(循环血容量的20%),可出现周围循环衰竭表现。

6. 数小时内出血量>1500mL(循环血容量的30%),发生失代偿性休克。

根据收缩压可估计失血量,血压降至 90~100mmHg时,失血量约为总血量的20%;血压降至 60~80mmHg 时,失血量约为总血量的30%;血压降至 40~50mmHg 时,失血量大于总血量的 40%。提示严重大出血的征象是：收缩压<80mmHg 或较基础血压降低>30%；心率>120 次/分，血红蛋白<70g/L。

考点5★★ 紧急输血指征

1. 患者改变体位时出现晕厥、血压下降和心率加快。

2. 收缩压<90mmHg（或较基础压下降>25%）。

3. 血红蛋白<70g/L，或红细胞比容<25%。

考点6★★ 食管-胃静脉曲张破裂大出血的治疗

1. 药物止血 垂体后叶素、生长抑素。

2. 气囊压迫止血 适用于药物治疗失败或无手术指征者，患者痛苦大，并发症较多。

3. 内镜治疗 硬化栓塞疗法是控制出血的重要方法。食管静脉曲张套扎术是治疗的重要手段。

4. 经皮经颈静脉肝穿刺肝内门体分流术

5. 手术治疗

考点7★★ 急性一氧化碳中毒的临床表现

依据临床表现及血碳氧血红蛋白浓度，将中毒分为轻、中、重 3 级。

1. 轻度中毒 血碳氧血红蛋白浓度为10%~20%。

2. 中度中毒 血碳氧血红蛋白浓度为30%~40%。

3. 重度中毒 进入昏迷状态，伴反复惊厥发作，大小便失禁，血压下降，呼吸不规则，瞳孔扩大，各种反射减弱甚至消失，体温升高，可并发肺水肿、脑水肿，以及心脏、肾脏损害。

4. 迟发性脑病 急性一氧化碳中毒患者经治疗病情好转、意识恢复后，于发病数天至数十天后，出现一系列神经系统功能异常表现。

考点8★★　急性一氧化碳中毒的诊断

有导致急性一氧化碳中毒的情况存在，<u>结合临床表现以及血碳氧血红蛋白测定>10%，可以确定诊断</u>。应注意排除急性脑血管病、其他急性中毒等导致中枢神经功能障碍的疾患与情况。

考点9★★★　急性一氧化碳中毒的治疗

1. 吸氧　高压氧舱为最有效的治疗方法。

2. 防治脑水肿　应用25%甘露醇或/和糖皮质激素、利尿剂治疗。

考点10★★　急性有机磷杀虫药中毒的临床表现

1. 毒蕈碱样症状（M样症状）　为最早的表现。

（1）**腺体分泌增加**　表现为流泪、流涎、大汗、呼吸道分泌物增多，严重时导致发绀、呼吸困难、肺水肿。

（2）**平滑肌痉挛**　表现为恶心、呕吐、腹痛、腹泻、大小便失禁等。

（3）**心脏抑制**　表现为心动过缓。

（4）**瞳孔括约肌收缩**　表现为瞳孔缩小呈针尖样。

2. 烟碱样症状（N样症状）　见于中、重度中毒。面部、四肢甚至全身肌肉颤动，严重时出现肌肉强直性痉挛、抽搐，表现为牙关紧闭、颈项强直，伴有脉搏加速、血压升高、心律失常等，随后出现肌力减退、瘫痪，严重时因呼吸肌麻痹而出现周围性呼吸衰竭，部分患者出现意识障碍。

3. 中枢神经系统症状　头痛、头昏、行走不稳、共济失调等，病情严重者可出现烦躁、抽搐，甚至发生脑水肿，进入昏迷状态。

考点 11★★★　急性有机磷杀虫药中毒的诊断

1. 病史　有机磷杀虫药接触史，多在接触后 0.5~12 小时内出现中毒症状，多不超过 24 小时。

2. 临床特点　呼出气、呕吐物有刺激性蒜臭味，以出现毒蕈碱样症状、烟碱样症状及中枢神经系统症状为临床特点。

3. 辅助检查　测定全血胆碱酯酶活力<70%，为诊断有机磷杀虫药中毒的特异性指标，常作为判断中毒程度、估计预后、评价疗效的重要依据。

考点 12★★　急性有机磷杀虫药中毒的治疗

1. 清除毒物　敌百虫中毒禁用 2%碳酸氢钠洗胃；内吸磷、对硫磷、甲拌磷、乐果等中毒禁用高锰酸钾溶液洗胃。洗胃后给予硫酸镁或硫酸钠经胃管或口服导泻。深昏迷患者禁用硫酸镁导泻。禁用油类导泻剂。

2. 应用特效解毒药物　①抗胆碱能药物：可缓解毒蕈碱样症状及中枢神经系统症状，对烟碱样症状无效，不能恢复胆碱酯酶活力，常用阿托品。②胆碱酯酶复能剂：可恢复被抑制的胆碱酯酶的活性，并可缓解烟碱样症状。常用药物有碘解磷定、氯解磷定、双复磷等。目前临床上已广泛应用复方解毒剂，常用解磷注射液。

考点 13★★　急性酒精中毒的临床表现

1. 兴奋期　早期出现头痛、乏力、欣快、兴奋、言语增多、喜怒无常等，面色潮红或苍白，呼出气带酒味。

2. 共济失调期　出现动作不协调，步态不稳，动作笨拙，言语含糊不清，可伴有眼球震颤、复视、躁动、精神错乱等表现，伴恶心、呕吐、肝区疼痛等。

3. 昏迷期　病情进一步加重，表现为昏睡，面色苍白，皮肤湿冷，口唇紫绀，瞳孔散大，体温下降，脉搏细弱，严重者发生呼吸、循环功能衰竭而死亡。患者呼出气及呕吐物有浓烈酒味。酒精因抑制肝脏糖原异生，引起低血糖，可加重昏迷。

考点 14★★　急性酒精中毒的诊断

有一次性大量饮酒或含酒精饮料史，患者呼出气及呕吐物有浓烈酒味，结合临床表现与血清酒精浓度测定，诊断并不困难。血清中有乙醇且含量明显增加，为诊断的重要依据。动脉血气分析显示代谢性酸中毒，血生化检测出现血糖降低、低血钾、低血镁、低血钙等有助于诊断。应注意与其他急性中毒、糖尿病酮症酸中毒等相鉴别。

考点 15★　急性酒精中毒的治疗

1. 兴奋期及共济失调期　多无需特殊处理。

2. 昏迷期

（1）一般处理　防止发生窒息。

（2）促进酒精排出体外　可予以催吐（禁用阿扑吗啡），必要时用 1% 碳酸氢钠洗胃。

（3）促进酒精氧化　50% 葡萄糖加普通胰岛素静脉注射，静脉注射维生素 B_1、维生素 B_6 及烟酸。可同时给予大剂量维生素 C。

（4）应用纳洛酮　对意识障碍有催醒作用，并能降低血中酒精浓度。

（5）对症治疗

考点 16★★　中暑的临床表现

1. 热射病　典型临床表现为高热，体温常大于 41℃，无汗和意识障碍（中暑高热三联征）。

2. 热痉挛　常发生在高温环境中强体力劳动后，患者常先有大量出汗，随后四肢肌肉、腹壁肌肉甚至胃肠道平滑肌发生阵发性痉挛和疼痛。实验室检查多有血钠和血氯降低，血及尿肌酸增高。

3. 热衰竭 先有头痛、头晕、恶心，继之口渴、胸闷、面色苍白、冷汗淋漓、脉搏细弱或缓慢、血压偏低。可有晕厥、手足抽搐。

传染病学

第一单元　传染病学总论

考点1★★★　感染过程的表现形式

1. 病原体被清除　病原体在入侵部位即被消灭，或从鼻咽部、肠道、尿道及汗腺等通道排出体外，不出现病理损害和疾病的临床表现。

2. 隐性感染　又称亚临床感染，指病原体只引起特异性免疫应答，不引起或只引起轻微的组织损伤，无临床症状，只有通过免疫学检查发现。

3. 显性感染　又称临床感染，感染后不但引起机体免疫应答，还导致组织损伤，引起病理改变和临床表现。

4. 病原携带状态　病原体侵入机体后，存在于机体的一定部位，并生长、繁殖，虽可有轻度的病理损害，但不出现疾病的临床症状，能排出病原体。包括带病毒者、带菌者和带虫者。

5. 潜伏性感染　指病原体侵入人体某些部位后，机体免疫系统将病原体局限化，但又不能清除病原体，机体免疫功能下降时潜伏的病原体才引起显性感染。

一般来说，隐性感染最多见，病原携带状态次之，显性感染比率最低，但最易识别。

考点2★★　感染过程中病原体的作用

　　病原体侵入人体后能否引起疾病，取决于<u>病原体的致病作用</u>、宿主的免疫功能和外环境三个因素。病原体的致病作用包括以下四个方面：<u>侵袭力</u>；<u>毒力</u>；<u>数量</u>；<u>变异性</u>。

考点3★★★　流行过程的基本条件

　　1. 传染源　<u>是指体内有病原体生长、繁殖并能排出体外的人和动物</u>。

　　包括：①患者。②隐性感染者。③病原携带者。④受感染的动物。

　　2. 传播途径　病原体离开传染源，到达另一个易感者所经过的途径称为传播途径。

　　包括：①<u>消化道传播</u>。②<u>呼吸道传播</u>。③<u>虫媒传播</u>。④<u>接触传播</u>。⑤<u>血液和体液传播</u>。⑥<u>土壤传播</u>。⑦<u>母婴传播</u>。⑧<u>医源性感染</u>。

　　3. 易感人群　人群易感性是指人群对某种传染病病原体的易感程度或免疫水平。对某一传染病<u>缺乏特异性免疫力的人称为易感者</u>。

考点4★★★　传染病的基本特征

　　1. 病原体　每一种传染病都是由特异性病原体所引起的。<u>病原体的直接检出或分离培养是传染病病原学诊断的"金指标"</u>。

　　2. 传染性　<u>传染性是传染病与非传染性疾病的最主要区别</u>。传染病病人有传染性的时期称为传染期。每种传染病都有相对固定的传染期，是确定传染病患者隔离期的主要依据。

　　3. 流行病学特征　主要指传染病的<u>流行性、季节性和地方性</u>，还包括在不同人群（年龄、性别、职业等）

中的分布特点。

4. 感染后免疫

考点5★ 流行病学资料

包括：①<u>地区分布</u>：如某些传染病有地区局限性。②<u>时间分布</u>：不少传染病有较强的季节性和周期性。③<u>人群分布</u>：许多传染病的发生与年龄、性别、职业有密切关系。此外，了解传染病的接触史、预防接种史，也有助于建立诊断。

考点6★ 传染病的治疗原则

即治疗、护理与隔离、消毒并重，一般治疗、对症治疗与特效治疗结合。

考点7★★★ 管理传染源

要求对患者做到<u>早发现，早诊断，早报告，早隔离，早治疗</u>。

《中华人民共和国传染病防治法》将传染病<u>分为甲、乙、丙三类，实行分类管理。甲类为强制管理传染病，包括鼠疫和霍乱，乙类为严格管理传染病，丙类属监测管理传染病。对乙类传染病中的传染性非典型肺炎、肺炭疽按甲类传染病报告和管理。甲类传染病要求发现后 2 小时内</u>通过传染病疫情监测信息系统上报。乙类传染病要求诊断后 24 小时内通过传染病疫情监测信息系统上报。

考点8★ 切断传播途径

对于各种传染病，尤其是<u>消化道传染病、虫媒传染病和寄生虫病，切断传播途径通常是起主导作用的预防措施</u>。其主要措施包括隔离和消毒。

考点9★ 保护易感人群

1. 提高非特异性免疫力 改善营养、锻炼身体等。在流行期间应避免同易感人群接触，必要时可进行潜伏期预防性服药。

2. 提高特异性免疫力 接种疫苗、菌苗、类毒素等可提高人群的主动性特异性免疫，接种抗毒素、丙种球蛋白或高效价免疫球蛋白可使机体获得被动性特异性免疫。儿童计划免疫对传染病预防起关键性的作用。

第二单元 病毒感染

考点1★★ 病毒性肝炎的病原学

病毒性肝炎按病原学分类，目前有甲型、乙型、丙型、丁型和戊型肝炎。乙型肝炎病毒（HBV）为 DNA 病毒（亦称 Dane 颗粒），其他四种都为 RNA 病毒。

考点2★★★ 病毒性肝炎的流行病学

	传染源	传播途径	流行特征
甲型肝炎	急性期患者和亚临床感染者	粪-口途径	冬春季为发病高峰，在托幼机构、小学及部队中发病率较高

续表

	传染源	传播途径	流行特征
乙型肝炎	急、慢性患者及病毒携带者	①输血及血制品以及使用污染的注射器或针刺器具等传播。②母婴传播。③性接触传播。④日常生活密切接触传播	男性多于女性，有家庭聚集现象，婴幼儿感染多见
丙型肝炎			多见于成人，尤以输血与使用血制品者、静脉药瘾者、血液透析者、肾移植者、同性恋者等为多见
丁型肝炎			我国属 HDV 低地方性流行区
戊型肝炎	急性期患者和亚临床感染者	粪-口途径	青壮年为主，男性多于女性

考点3★ 病毒性肝炎的潜伏期

各型肝炎潜伏期不同，<u>甲型肝炎为 2~6 周（平均为 4 周），乙型肝炎为 4~24 周（平均为 3 个月），丙型肝炎为 2~26 周（平均为 7.4 周），丁型肝炎为 4~20 周，戊型肝炎为 2~9 周（平均为 6 周）。</u>

考点4★★★ 病毒性肝炎的临床表现

1. 急性肝炎

（1）急性黄疸型肝炎

1）黄疸前期：突出症状为全身乏力及食欲不振、恶心、呕吐、腹胀、便溏等消化系统症状。本期末尿色逐渐加深，似浓茶色；肝功能检查示 ALT、AST 升高；体征可有右上腹叩击痛。本期持续数日至 2 周，平均 1 周。

2）黄疸期：首先出现巩膜黄染，尚有肝大、触痛及肝区叩击痛，脾可轻度肿大。本期持续2~6周。

3）恢复期：黄疸消退，症状消失，本期约需数周至4个月，平均 1 个月。

（2）急性无黄疸型肝炎　主要表现为乏力，食欲不振，腹胀，肝区疼痛，有的患者可有恶心、呕吐、便溏或低热。体征可有肝大、压痛、脾也可轻度肿大。

2. 慢性肝炎

（1）轻度　临床症状、体征轻微或缺如，肝功能指标仅 1 或 2 项轻度异常

（2）中度　症状、体征、实验室检查居于轻度和重度之间。

（3）重度　有明显或持续的肝炎症状，如乏力、食欲不振、腹胀、尿黄、便溏等，有肝病面容、肝掌、蜘蛛痣、脾大等体征，且无门脉高压表现者。

3. 重型肝炎（肝衰竭）　重型肝炎表现为一系列肝衰竭症候群：极度乏力，严重消化道症状，神经、精神症状，有明显出血现象，凝血酶原时间显著延长（INR > 1.5）及 PTA<40%。黄疸进行性加深，胆红素大于正常值10 倍，可见扑翼样震颤及病理反射，肝浊音界进行性缩小，胆酶分离，血氨升高等。

（1）急性重型肝炎（急性肝衰竭）　又称暴发型肝炎，特征是起病急，发病 2 周内出现以 Ⅱ度以上肝性脑病为特征的肝衰竭症候群。病死率高，病程不超过 3 周。

（2）亚急性重型肝炎（亚急性肝衰竭）　起病较急，发病 15 日~26 周内出现肝衰竭症候群。首先出现 Ⅱ度以上肝性脑病者，称脑病型；首先出现腹水及其相关症候

（包括胸水等）者，称为腹水型。本型病程较长，常超过3周至数月。容易转化为慢性肝炎或肝硬化。

（3）**慢性重型肝炎** 在慢性肝病基础上短期内出现急性肝功能失代偿的临床表现，又称慢加急性（亚急性）肝衰竭。

（4）**慢性肝衰竭** 是在肝硬化基础上，肝功能进行性减退导致的以门脉高压、腹水、凝血功能障碍或肝性脑病等为主要表现的慢性肝功能失代偿。

考点5★★★ 病毒性肝炎的病原学检查

1. 甲型肝炎（HAV） 抗-HAV IgM，出现较早，是新近感染的证据，为 HAV 早期诊断最常用而简便的可靠指标。

2. 乙型肝炎（HBV） HBsAg/抗-HBs，HBeAg/抗-HBe，HBcAg/抗-HBc，HBV DNA。

（1）**HBsAg** 是感染 HBV 后最早出现的血清学标志，也是现症感染指标之一。

（2）**抗-HBs** 是感染 HBV 后产生的惟一保护性抗体。

（3）**HBcAg** 血液中一般无游离的 HBcAg，若血清 HBcAg 阳性表示血液内含有 HBV，传染性强，HBV 复制活跃。

（4）**抗-HBc** 为感染 HBV 后最早出现的抗体，是 HBV 感染的标志。可能为现症感染或既往感染。高滴度的抗-HBc IgM 阳性或抗-HBc IgM 阳性而抗-HBc IgG 阴性为 HBV 急性或近期感染的标志。

（5）**HBeAg 和抗-HBe** HBeAg 是病毒复制活跃、传染性强的标志，而抗-HBe 的出现预示着病毒复制减少或终止，传染性减弱。

（6）**HBV DNA** 是 HBV 存在和复制最可靠的直接证据。

3. 丙型肝炎（HCV）

（1）抗-HCV 一般认为抗-HCV是感染的标志。

（2）HCV RNA 可用于HCV感染的早期诊断及疗效评估。

考点6★ 病毒性肝炎的诊断

1. 淤胆型肝炎 起病类似急性黄疸型肝炎，黄疸持续时间长，症状轻，有肝内梗阻的表现。如皮肤瘙痒，大便灰白。

2. 肝炎肝硬化 多有慢性肝炎病史。有乏力、腹胀、尿少、肝掌、蜘蛛痣、脾大、腹水、双下肢水肿、胃底-食管下段静脉曲张、白蛋白下降、A/G倒置等肝功能受损和门脉高压表现。

考点7★★★ 慢性肝炎的抗病毒治疗

1. 慢性乙型肝炎 目前常用抗HBV药物为干扰素（Peg-IFN-α）和核苷类似物（NAs）。

2. 丙型肝炎

（1）最新发布的中国指南将<u>泛基因型DAA作为治疗丙肝的首选方案</u>。

类别	NS5A抑制剂	NS5B聚合酶核苷类似物抑制剂	NS5B聚合酶核苷类似物抑制剂/NS5A抑制剂	NS3/4A蛋白酶抑制剂/NS5A抑制剂
药品	达拉他韦	索磷布韦	索磷布韦+维帕他韦	格卡瑞韦+哌仑他韦

<u>（2）干扰素+利巴韦林（PR）</u>。

考点8★★ 病毒性肝炎的预防

1. 甲型肝炎 <u>甲肝减毒活疫苗及灭活疫苗均有较好</u>

的预防效果。

2. 乙型肝炎

(1) 乙肝免疫球蛋白（HBIG）　主要用于阻断 HBV 的母婴传播及意外暴露的被动免疫，应在出生后或暴露后的 24 小时内（时间越早越好）注射。

(2) 乙肝疫苗　主要用于新生儿和高危人群的乙肝预防，对 HBsAg 阳性产妇所生婴儿，与乙肝免疫球蛋白联合使用可提高保护率。

考点 9★　流行性感冒的病原学

根据病毒 NP 和 M1 抗原性的不同，流感病毒分为甲（A）、乙（B）、丙（C）三型。甲型流感病毒根据 HA 和 NA 的抗原性不同分为若干亚型，人类流感病毒主要与 H1、H2、H3 和 N1、N2 亚型有关。

考点 10★★　流行性感冒的流行病学

1. 传染源　主要为流感患者和隐性感染者。潜伏期即有传染性，发病 3 日内传染性最强。

2. 传播途径　经呼吸道-空气飞沫传播，也可通过直接接触或病毒污染物品间接接触传播。

3. 易感人群　普遍易感，感染后获得对同亚型病毒免疫力，但维持时间短，各型及亚型之间无交叉免疫。

4. 流行特征　流感在流行病学上最显著的特点为：突然暴发，迅速蔓延，波及面广，具有一定的季节性，一般流行 6~8 周后会自然停止，流行过后人群获得一定的免疫力。多发于冬春季。

甲型流感常引起暴发流行；乙型流感呈局部流行或散发，亦可大流行；丙型以散发为主。

考点 11★★　流行性感冒的临床表现

潜伏期通常为 1~3 日。起病多急骤，主要以全身中毒症状为主，呼吸道症状轻微或不明显。发热通常持续3~4日。

1. 单纯型流感 <u>最常见</u>，骤起畏寒、发热，体温可达39~40℃，<u>头痛</u>、全身酸痛、咽干、乏力及食欲减退等<u>全身症状明显</u>；咳嗽、<u>流涕、鼻塞</u>、咽痛等呼吸道症状较<u>轻</u>；少数患者有恶心、呕吐、腹痛、腹泻等消化道症状。

2. 肺炎型流感 <u>较少见</u>，多发生在2岁以下的小儿、老人、孕妇或原有慢性基础疾病者。

<u>特点</u>是在发病后24小时内出现高热、烦躁、呼吸困难、咳血痰和明显发绀，可进行性加重，抗菌治疗无效，可因呼吸循环衰竭在5~10日内死亡。

考点12★★ 流行性感冒的治疗

1. 治疗原则

（1）隔离患者 流行期间对公共场所加强通风和空气消毒。

（2）早期治疗 起病1~2日内应用抗流感病毒药物治疗。

（3）加强支持治疗和防治并发症 密切观察和监测并发症，抗菌药物仅在有继发细菌感染时才考虑应用。

（4）合理应用对症治疗药物 <u>儿童忌用阿司匹林制剂，以免诱发致命的雷耶（Reye）综合征</u>。

2. 抗流感病毒药物治疗

（1）离子通道M2阻滞剂 只对<u>甲型流感病毒有效。</u><u>金刚烷胺和甲基金刚烷胺可阻断病毒吸附于宿主细胞，抑制病毒复制，早期应用可减少病毒的排毒量，缩短排毒期。</u>

（2）神经氨酸酶抑制剂 <u>奥司他韦是目前最为理想的抗病毒药物</u>，能特异性抑制甲、乙型流感病毒的神经氨酸酶，从而抑制病毒的释放。

考点 13★　流行性感冒的预防

1. 控制传染源　早发现、早报告、早隔离、早治疗，隔离时间为 1 周或热退后 2 日。

2. 切断传播途径

3. 保护易感人群

（1）接种流感疫苗　在流感好发季节，给易感的高危人群和医务人员接种疫苗。

（2）应用抗流感病毒药物预防　明确或怀疑某部门流感暴发时，对所有非流感患者和未进行疫苗接种的医务人员给予金刚烷胺、金刚乙胺或奥司他韦进行预防性治疗。

考点 14★★　人感染高致病性禽流感的病原学

目前感染人类的禽流感病毒亚型主要有 H5N1、H9N2、H7N9、H7N7、H7N2、H7N3 等。其中感染 H5N1、H7N9 亚型者病情重，死亡率高。

考点 15★★★　人感染高致病性禽流感的流行病学

1. 传染源　主要为病禽、带毒的禽，野禽在自然传播中发挥了重要作用。

2. 传播途径　主要经呼吸道传播。目前尚无人与人之间直接传播的确切证据。

3. 易感人群　人对禽流感病毒普遍不易感。12 岁以下的儿童病情重。

4. 发病季节　禽流感一年四季均可发生，但冬、春季节多暴发流行。

考点 16★★　人感染高致病性禽流感的临床表现

潜伏期一般为 1~7 日，通常为 2~4 日。急性起病，早期表现类似流感，主要为发热，体温大多持续在 39℃

以上，可伴有眼结膜炎、流涕、鼻塞、咳嗽、咽痛、头痛和全身不适。部分患者可有恶心、腹痛、腹泻、稀水样便等消化道症状。重症患者可出现肺炎、急性呼吸窘迫综合征（ARDS）、肺出血、胸腔积液、全血细胞减少、肾衰竭、休克及雷耶（Reye）综合征等多种并发症。体征可见眼结膜轻度充血，咽部充血，肺部有干啰音，半数患者有肺实变体征。

考点 17★★★　人感染高致病性禽流感的诊断

根据流行病学资料、临床症状和病原分离而确诊。

1. 医学观察病例　1 周内有流行病学接触史者，出现流感样症状，对其进行 7 日医学观察。

2. 疑似病例　有流行病学史和临床表现，患者呼吸道分泌物标本采用甲型流感病毒和 H5 型单克隆抗体抗原检测阳性者。

3. 临床诊断病例　被诊断为疑似病例，且与其有共同暴露史的人被诊断为确诊病例者。

4. 确诊病例　临床诊断病例呼吸道分泌物标本中分离出特定病毒或采用 RT-PCR 检测到禽流感病毒基因，且发病初期和恢复期双份血清抗禽流感病毒抗体滴度 4 倍或以上升高。

考点 18★★　艾滋病的病原学

引起艾滋病（AIDS）的病原体是人免疫缺陷病毒（HIV），为 RNA 病毒，主要感染 CD_4^+T 淋巴细胞。

考点 19★★　艾滋病的流行病学

1. 传染源　艾滋病患者和无症状 HIV 感染者都是传染源，尤其后者。

2. 传播途径　①性接触传播是主要传播途径。②血源传播。③母婴传播。

3. 易感人群 普遍易感。静脉注射吸毒者、性工作者、同性恋、性乱者、血友病病人、多次接受输血或血制品者是感染的高危人群。

4. 流行特征 推行"90-90-90策略"。ART（抗反转录病毒治疗）启动时机：一旦确诊 HIV 感染，无论 CD$_4^+$T 淋巴细胞水平高低，均建议立即开始治疗。HIV 的孕妇不论其 CD$_4^+$T 淋巴细胞计数多少或临床分期如何，均应终生接受 ART；HIV 感染母亲所生新生儿应在出生后尽早（6~12h 内）服用抗病毒药物。

考点 20 ★★★　艾滋病的临床表现

1. 急性期 感染后平均 2~4 周有临床症状，以发热最为常见，可伴有头痛、咽痛、恶心、呕吐、腹泻、皮疹、关节痛、淋巴结肿大以及神经系统症状。

2. 无症状期 临床无明显症状，但血中可检出病毒及抗体，有传染性。持续时间一般为 6~8 年。

3. 艾滋病期 为感染 HIV 后的最终阶段。此期主要表现为持续 1 个月以上的发热、盗汗、腹泻，体重减轻 10% 以上，部分患者可表现为精神神经症状，还可出现持续性全身淋巴结肿大。此期可并发各系统的各种机会性感染（卡氏肺孢子菌肺炎最为常见）和恶性肿瘤（卡波西肉瘤最为常见）。

考点 21 ★★★　艾滋病的诊断

1. 急性期 近期内有流行病学史和相关临床表现，结合实验室 HIV 抗体由阴性转为阳性即可诊断，或仅实验室检查 HIV 抗体由阴性转为阳性即可诊断。

2. 无症状期 有流行病学史，HIV 抗体阳性，或仅实验室检查 HIV 抗体阳性即可诊断。

3. 艾滋病期 有流行病学史，实验室检查 HIV 抗体阳性，加下述各项中的任何一项即可诊断：①原因不明的不规则发热，体温高于 38℃ 持续 1 个月以上。②慢性腹泻（每日>3 次）持续 1 个月以上。③体重在 6 个月内下降 10% 以上。④反复发作的口腔念珠菌感染。⑤反复发作的单纯疱疹病毒、带状疱疹病毒感染。⑥卡氏肺孢子菌肺炎。⑦反复发生的细菌性肺炎。⑧活动性结核或非结核分枝杆菌病。⑨深部真菌感染。⑩中枢神经系统占位性病变。⑪中青年人出现痴呆。⑫活动性巨细胞病毒感染。⑬弓形体病。⑭马尔尼菲青霉菌感染。⑮反复发生的败血症。⑯皮肤黏膜或内脏的卡波西肉瘤、淋巴瘤。另外，CD_4^+T 淋巴细胞计数 < 200/μL 也可诊断。

考点22★ 流行性出血热的病原学

流行性出血热（EHF）病毒属汉坦病毒属（HV），为 RNA 病毒。

考点23★★★ 流行性出血热的流行病学

1. 传染源 鼠类（黑线姬鼠、褐家鼠等）为主要的传染源。

2. 传播途径 病毒能通过宿主动物的血及唾液、尿、便等排出体外。其传播途径有：①呼吸道传播。②消化道传播。③接触传播。④母婴传播。⑤虫媒传播。

3. 易感人群 人群普遍易感，感染后可获持久免疫。

4. 流行特征 ①地区性。我国疫情最重，好发于海拔 500 米以下的农业区。②季节性。为全年散发，但有明显季节高峰。其季节性与鼠类繁殖、活动有关。③人群分布。各年龄组均可发病，以青壮年为主。

考点 24★★★　流行性出血热的临床表现

潜伏期为 4~46 天，一般为 1~2 周。

典型五期经过：发热期、低血压休克期、少尿期、多尿期与恢复期。非典型和轻型病例可出现越期或不典型表现，而重症患者则可出现发热期、休克期和少尿期之间的重叠。

发热期：起病急骤，发热 39℃以上，稽留热和弛张热多见；热程多为 3~7 日	全身中毒症状	头痛、腰痛和眼眶痛，称为"三痛"
	毛细血管损害	颜面、颈、胸等部位潮红称为"三红"，呈酒醉貌。黏膜充血见于眼结膜、口腔软腭和咽部。皮肤出血多见于腋下和胸背部，条索状、抓痕样或点状瘀斑
	肾脏损害	蛋白尿、血尿和少尿倾向

考点 25★★★　流行性出血热的治疗

以综合疗法为主。其原则是"三早一少"，即早发现、早休息、早治疗及少搬动，把好休克、出血、肾衰竭和继发感染四关。

1. 发热期

（1）抗病毒　3 日内可予利巴韦林。

（2）减轻外渗

（3）改善中毒症状　高热以物理降温为主，慎用发汗退热药；中毒症状重者可予地塞米松，静脉注射。

（4）预防 DIC　给予低分子右旋糖酐静滴，以降低血黏度。

2. 低血压休克期　主要是抗休克，力争稳定血压，预防重要脏器衰竭。

（1）补充血容量 宜早期、快速和适量。争取4小时内血压稳定。常用低分子右旋糖酐、甘露醇、血浆和白蛋白。

（2）纠正酸中毒 主要用5%碳酸氢钠。

（3）使用血管活性药 经补液、纠酸后，血压仍不稳定者，可应用血管活性药物，如多巴胺等。

（4）应用糖皮质激素 地塞米松。

（5）强心

3. 少尿期 治疗以稳定机体内环境，促进利尿，导泻和透析治疗为主。

（1）稳定机体内环境 维持水、电解质、酸碱平衡；减少蛋白分解，控制氮质血症。

（2）促进利尿 少尿初期可酌用20%甘露醇，用后利尿效果明显可重复应用1次。常用利尿剂如呋塞米。

（3）导泻和放血疗法 常用甘露醇。出现高血容量综合征者可紧急放血。

（4）透析疗法 常用腹膜透析和血液透析。

4. 多尿期

（1）维持水与电解质平衡（首要） 补充水分以口服为主，给予半流质和富含钾的食物。

（2）防治继发感染

考点26★ 狂犬病的流行病学

1. 传染源 带狂犬病毒的动物是主要传染源，主要是狗，其次为猫、猪、牛、马等家畜和狼。

2. 传播途径 本病主要通过被患病动物咬伤传播。黏膜和皮肤也是病毒的重要侵入门户。

考点27★★ 狂犬病的发病机制与病理

1. 发病机制 狂犬病病毒经皮肤或黏膜破损处进入

机体后，对神经组织有很强的亲和力，沿末梢神经和神经周围间隙的体液进入与咬伤部位相当的背根节和脊髓段，然后沿脊髓上行至脑，并在脑组织中繁殖。

2. 病理变化　主要为急性弥漫性脑脊髓炎，镜下可见到嗜酸性包涵体，即内基小体（Negri body），是本病特异且具有诊断价值的病变。

考点28★★　狂犬病的临床表现

潜伏期长短不一，短的 5 日，最长可达 10 年以上，一般 1~3 个月。

（1）前驱期　咽喉紧缩感。本期持续 2~4 日。

（2）兴奋期　恐水是本病的特殊症状，典型表现在饮水、见水、听流水声或谈及饮水时，可引起严重咽喉肌痉挛。患者渴极而怕饮水，饮而不能下咽，常伴有声嘶和脱水。怕风亦是本病常见的症状。多在发作中死于呼吸或循环衰竭。本期持续 1~3 日。

（3）麻痹期　出现弛缓性瘫痪，尤以肢体软瘫为多见。多因呼吸麻痹和循环衰竭而死亡。本期持续 6~18 小时。

考点29★★　狂犬病的预防

1. 伤口处理　在咬伤的当时，先局部挤压、针刺使其尽量出血，再用 20% 肥皂水充分冲洗伤口，后用 5% 碘酊反复涂拭。伤口一般不予缝合或包扎，以便排血引流。如有抗狂犬病免疫球蛋白或免疫血清，则在伤口底部和周围行局部浸润注射。此外，要注意预防破伤风及细菌感染。

2. 疫苗接种　可用于暴露后预防，也可用于暴露前预防。国内主要采用 VERO 细胞疫苗和地鼠肾细胞疫苗。

考点30★★　流行性乙型脑炎的流行病学

1. 传染源　猪为本病主要传染源。检测猪的乙脑病毒感染率可预测当年在人群中的流行趋势。

2. 传播途径　乙脑主要通过蚊虫叮咬而传播，国内主要为三带喙库蚊。

3. 易感人群　普遍易感。多为隐性感染，感染后可获得持久的免疫力。母亲传递的抗体对婴儿有保护作用。

4. 流行特征　东南亚和西太平洋地区是乙脑的主要流行区。发病人群以10岁以下儿童为主，尤以2~6岁儿童发病率为高。呈高度散发性，家庭成员中多人同时发病少见。

考点31★★★　流行性乙型脑炎的临床表现

1. 初期　头痛是乙脑最常见和最早出现的症状。

2. 极期　高热、抽搐和呼吸衰竭是乙脑极期的严重表现。

3. 恢复期　经积极治疗后大多数患者可于6个月内恢复。

4. 后遗症期　癫痫后遗症可持续终生。

5. 临床分型　流行期间以轻型和普通型多见。

（1）**轻型**　体温39℃以下，神志始终清楚。

（2）**普通型**　体温39~40℃，嗜睡或浅昏迷。

（3）**重型**　体温40℃以上，昏迷，反复或持续性抽搐。

（4）**极重型（暴发型）**　起病急骤，体温于1~2日内升至40℃以上，常反复或持续性抽搐，深度昏迷，迅速出现脑疝及中枢性呼吸衰竭等。多于3~5日内死亡，幸存者多有严重后遗症。

考点 32★★　流行性乙型脑炎的诊断

1. 流行病学资料　严格的季节性（7~9 月），10 岁以下儿童多见，近年来成人病例有增加趋势。

2. 临床特征　起病急、高热、头痛、呕吐、意识障碍、抽搐、病理征及脑膜刺激征阳性等。

3. 实验室检查　外周血白细胞及中性粒细胞均增高；脑脊液压力高，细胞数轻度增高，蛋白稍高，糖及氯化物正常；血清特异性 IgM 或脑脊液抗原检测阳性可作出早期诊断。

第三单元　细菌感染

考点 1★★　流行性脑脊髓膜炎的病原学

脑膜炎奈瑟菌属奈瑟菌属，是革兰色阴性双球菌。

考点 2★★　流行性脑脊髓膜炎的流行病学

1. 传染源　带菌者和患者为传染源。

2. 传播途径　主要经呼吸道（飞沫）传播。

3. 易感人群　人群普遍易感，6 个月至 2 岁婴幼儿发病率最高。

4. 流行特征　冬春季发病较多。

考点 3★★★　流行性脑脊髓膜炎的临床表现

1. 普通型　约占全部病例的 90%。

（1）前驱期（上呼吸道感染期）　此期传染性最强。

（2）败血症期　此期重要的体征是皮疹，约 70% 的患者可有皮肤黏膜的瘀点、瘀斑。常于 1~2 天内发展为脑膜炎期。

（3）脑膜炎期　此期高热及毒血症持续，中枢神经系统症状加重，患者头痛欲裂，喷射性呕吐，血压增高，脉搏减慢，烦躁或谵妄，脑膜刺激征阳性。严重者可出现呼吸或循环衰竭。持续2~5日。

（4）恢复期 体温下降至正常，症状好转。

2. 暴发型 多见于儿童，病情凶险，如抢救不及时常于24小时内危及生命。分为：

（1）休克型

（2）脑膜脑炎型

（3）混合型

3. 轻型

4. 慢性型

考点4★★★ 流行性脑脊髓膜炎的实验室检查

1. 血象 白细胞计数多在 $20×10^9/L$ 左右，中性粒细胞比例 80%~90%。

2. 脑脊液检查 此为明确诊断的重要方法。初起或休克型患者脑脊液多无改变。其他型可见脑脊液外观浑浊，压力升高，白细胞明显增高，蛋白质增高，糖和氯化物明显降低。

3. 细菌学检查

（1）涂片 脑脊液沉淀物或皮肤瘀点涂片染色，可见革兰染色阴性双球菌。此为早期诊断本病的重要方法。

（2）细菌培养 取脑脊液、血液、瘀斑组织液、骨髓等进行病原菌培养，阳性可确诊。应在使用抗菌药物前采集标本。

4. 血清学检查 检测特异性抗原及抗体，较细菌培养阳性率高，特异性强。其中特异性抗原检测主要用于早期诊断，阳性率90%以上。

5. 分子生物学检查

考点5★★ 流行性脑脊髓膜炎的诊断

1. 流行病学资料 冬春季发病。

2. 临床表现 突起高热，头痛，呕吐，皮肤黏膜瘀点或瘀斑，脑膜刺激征阳性等。

3. 实验室检查 白细胞及中性粒细胞明显升高，脑脊液呈化脓性改变，尤其是细菌培养阳性及流脑特异性血清免疫检测阳性为确诊的主要依据。

考点6★★ 流行性脑脊髓膜炎的治疗

青霉素为首选药物。一旦高度怀疑流脑应在 30 分钟内给予抗菌治疗。

考点7★★★ 伤寒的病原学

伤寒杆菌，属于沙门菌属 D 组，革兰染色阴性。含有菌体"O"、鞭毛"H"、表面 Vi 抗原。检测血清"O"抗原和"H"抗原相应的抗体即肥达反应，有助于诊断。Vi抗原主要用于慢性带菌者的调查及疗效评价。伤寒杆菌释放内毒素，起重要致病作用。伤寒杆菌在自然环境中生命力较强，对光、热、干燥抵抗力较弱。

考点8★★ 伤寒的流行病学

1. 传染源 患者和带菌者为惟一传染源。

2. 传播途径 经粪-口途径传播。

考点9★★★ 伤寒的临床表现

1. 典型伤寒

（1）初期（侵袭期） 病程第 1 周，起病缓慢。发热是最早出现的症状。

（2）极期 病程第 2～3 周。持续性高热，体温 39～40℃，呈稽留热型；特殊的中毒面容；相对缓脉或重脉；

玫瑰疹（7～14 日出现）；肝脾大。此期易并发肠出血及肠穿孔。

（3）缓解期

（4）恢复期

2. 不典型伤寒

（1）轻型　一般症状较轻，病程短。

（2）暴发型　起病急，中毒症状重，预后凶险。

（3）迁延型　发热持续不退，热程可达 5 周以上。

（4）逍遥型　毒血症状轻微，部分患者可因肠出血或肠穿孔而就医始被发现。

3. 复发与再燃

复发：进入恢复期后，体温正常 1～3 周后，发热等临床症状再度出现。

再燃：病程进入缓解期，体温开始下降，但未达到正常时，又再度升高。

4. 并发症　常见的并发症有肠出血、肠穿孔等。

考点 10★★　伤寒的实验室检查

1. 肥达反应（伤寒血清凝集试验）　测定患者血清中相应抗体的凝集效价，对伤寒有辅助诊断价值。常在病程第 1 周末出现阳性，第 3～4 周阳性率可达 90%，其效价随病程的演变而递增，第 4～5 周达高峰，至恢复期应有 4 倍以上升高。

2. 病原学检查　细菌培养是确诊伤寒的主要手段。

（1）血培养　病程第 1 周阳性率最高，可达 80%～90%，以后逐渐下降。

（2）骨髓培养　较血培养阳性率更高，可达 90%，其阳性率受病程及使用抗菌药物的影响较小，已开始抗菌治疗者仍可获阳性结果。

（3）粪便培养　整个病程中均可阳性，第3～4周阳性率最高。粪便培养阳性表示大便排菌，有传染性，除外慢性胆囊带菌者，对伤寒有诊断意义。

（4）尿培养　病程第3~4周阳性率约25%。

考点11★★★　伤寒的诊断

1. 临床依据　持续性发热1周以上、特殊中毒面容、相对缓脉、玫瑰疹、肝脾大等典型表现，出现肠出血和肠穿孔等并发症，均可高度提示伤寒的可能。

2. 实验室依据　血或骨髓培养阳性有确诊意义。肥达反应阳性有辅助诊断意义。外周血白细胞减少，嗜酸性粒细胞减少或消失。

考点12★★　伤寒的病原治疗

1. 氟喹诺酮类　首选。

2. 头孢菌素类　第三代头孢菌素在体外对伤寒杆菌有强大抗菌活性，体内分布广，胆汁浓度高，不良反应少，适用于孕妇、儿童等。

考点13★　伤寒的预防

1. 控制传染源　及时隔离并治疗患者，体温恢复正常15日后，连续大便培养2次（每周1次）阴性方可解除隔离。

2. 切断传播途径　是预防伤寒的关键。搞好"三管一灭"（管理饮食、水源、粪便，消灭苍蝇），养成良好的个人卫生习惯。

3. 保护易感人群　对高危人群可进行预防接种。

考点14★★　细菌性痢疾的病原学

痢疾杆菌属肠杆菌科志贺菌属，为革兰阴性杆菌，有菌毛。痢疾杆菌分为四群：A群（痢疾志贺菌群）、B群（福氏志贺菌群）、C群（鲍氏志贺菌群）和D群（宋内

志贺菌群）。<u>痢疾志贺菌感染病情较重，福氏志贺菌感染易转为慢性，宋内志贺菌感染病情较轻。</u>

<u>宋内志贺菌抵抗力最强，福氏志贺菌次之，痢疾志贺菌最弱。</u>

<u>痢疾志贺菌产生外毒素的能力最强。</u>

考点15★★　细菌性痢疾的流行病学

1. 传染源　主要是急、慢性菌痢患者及带菌者。

2. 传播途径　<u>粪-口途径传播</u>。

3. 人群易感性　人群普遍易感，病后可获得一定的免疫力，持续时间短，且不同菌群及血清型之间无交叉免疫，故易反复或重复感染。

考点16★★　细菌性痢疾的发病机制与病理

志贺菌经口进入体内，在结肠黏膜上皮细胞和固有层中繁殖、释放毒素，引起炎症反应和小血管循环障碍。主要致病物质是<u>内毒素</u>。主要病变部位为<u>乙状结肠和直肠</u>。

考点17★★★　细菌性痢疾的临床表现

1. 典型菌痢　<u>黏液或脓血样便，伴里急后重</u>。

2. 中毒型菌痢

（1）多见于<u>2~7岁</u>儿童。

（2）<u>特点</u>为起病急骤，突起畏寒、高热，病势凶险，全身中毒症状重，可有烦躁或嗜睡、昏迷等，数小时内迅速出现循环衰竭或呼吸衰竭。肠道症状常不明显或缺如。

（3）可分以下3型：①<u>休克型（周围循环衰竭型）</u>，以感染性休克为主。②<u>脑型（呼吸衰竭型）</u>，以中枢神经系统表现为主。③<u>混合型</u>。

3. 重型菌痢

（1）多见于<u>年老、体弱和营养不良</u>的患者。

（2）<u>特点</u>为急起发热，腹泻每天 30 次以上，为稀水脓血便，偶尔排出片状假膜，甚至大便失禁，腹痛、里急后重明显。后期可出现严重腹胀及中毒性肠麻痹，常伴呕吐，严重失水可引起外周循环衰竭。

考点 18★★★　细菌性痢疾的诊断

1. 流行病学资料　夏秋季进食不洁食物或与菌痢患者有接触史。

2. 临床表现

（1）急性期有发热、腹痛、腹泻、里急后重及黏液或脓血便。

（2）慢性菌痢患者有急性菌痢史，病程超过 2 个月。

（3）中毒型菌痢以儿童多见。起病时肠道症状轻微或无，常需盐水灌肠或肛拭子取便行粪便检查方可诊断。

3. 实验室检查　粪便镜检有大量白细胞或脓细胞（≥15 个/高倍视野），可见红细胞；<u>确诊需粪便培养志贺菌阳性</u>。

考点 19★★★　细菌性痢疾的治疗

1. 急性细菌性痢疾　<u>病因治疗首选氟喹诺酮类</u>。

2. 中毒型细菌性痢疾

（1）对症治疗　降温止惊，采取物理降温，惊厥者地西泮肌注。脑型要减轻脑水肿，给予甘露醇。

（2）抗菌治疗　宜采用静脉给药。可选氟喹诺酮或三代头孢。

考点 20★★　霍乱的病原学

霍乱是由霍乱弧菌引起的烈性肠道传染病。<u>为我国甲类传染病，属国际检疫传染病</u>。霍乱弧菌属弧菌科弧菌属，革兰染色阴性，无芽孢，菌体有一较长之鞭毛，运动极活跃。目前我国流行的霍乱弧菌以埃尔托生物型、小川型为主。埃尔托型所致者多为轻型或无症状者。O_{139}群所致者常有发热和腹痛。

考点21★ 霍乱的流行病学

1. 传染源 患者和带菌者是传染源。

2. 传播途径 经粪-口途径传播。

3. 易感人群 普遍易感。

4. 流行特征 以沿海地带为主；夏秋季高发。

考点22★★ 霍乱的发病机制与病理

1. 发病机制

（1）霍乱弧菌进入肠道，产生外毒素——霍乱肠毒素，是霍乱的主要致病物质。

（2）霍乱肠毒素与宿主肠黏膜上皮细胞受体结合，刺激细胞过度分泌水、氯化物和碳酸盐等，形成霍乱特征性的剧烈水样腹泻。腹泻导致的失水使胆汁分泌减少，所以腹泻物呈"米泔水"样。

2. 病理 本病病理特点主要是严重脱水导致的一系列功能性改变，而组织器官器质性损害轻微。

考点23★★★ 霍乱的临床表现

1. 泻吐期 多以剧烈腹泻开始，迅速成为黄色水样便或米泔水样便或洗肉水样血便。呕吐多在腹泻数次后出现，呈喷射状。

2. 脱水期 由于频繁的泻吐，大量水及电解质丧失，患者可迅速出现脱水、循环衰竭。表现为烦躁不安，表情淡漠，声音嘶哑，眼窝下陷，口唇干燥，皮肤弹性差或消失，脉搏细速等。如钠盐大量丢失可出现肌肉痉挛，以腹直肌、腓肠肌最为明显。低血钾可致肌张力减弱或消失，肠胀气、心律失常等。

3. 恢复期 脱水纠正后，多数症状迅速消失。少数患者有反应性发热，一般持续 1~3 天后自行消退。

考点 24★★　霍乱的诊断

具有下列三项之一者可诊断为霍乱：

（1）有腹泻症状，粪便培养霍乱弧菌阳性者。

（2）在流行期间的疫区内有腹泻症状，做双份血清抗体效价测定，如血清凝集试验呈 4 倍以上或杀弧菌抗体呈 8 倍以上增长者。

（3）在疫源检查中，首次粪便培养阳性，前 5 天内有腹泻症状者。

考点 25★★★　霍乱的治疗

1. 补液疗法　及时足量补液是治疗的关键。补液原则是早期、快速、足量，先盐后糖，先快后慢，纠酸补钙，见尿补钾，最初 24 小时总入量按临床分型的轻、中、重分别给 3000~4000mL、4000~8000mL、8000~12000mL。

2. 抗菌治疗　常用药物为氟喹诺酮类，如多西环素、环丙沙星等，连服 3 日，也可采用四环素、氨苄西林、红霉素或阿奇霉素、复方磺胺甲噁唑等。

考点 26★★★　霍乱的预防

按甲类传染病隔离治疗至症状消失。停用抗菌药物后大便培养每日 1 次，连续 3 次阴性，方可解除隔离。密切接触者应严密检疫 5 日。

考点 27★★　结核病的病原学

人结核分枝杆菌为人类结核病的病原体，而免疫接种常用的卡介苗则来源于牛结核分枝杆菌。

考点 28★★　结核病的流行病学

1. 传染源　开放性肺结核患者的排菌是结核传播的

主要来源。

2. 传播途径 ①呼吸道传播，主要为患者与健康人之间经空气传播。②消化道传播。③垂直传播。④其他，经皮肤伤口感染和上呼吸道直接接种。②③④均罕见。

3. 易感人群 社会经济落后地区高发。免疫抑制状态患者尤其好发结核病。

4. 流行特征 艾滋病与结核病共感染以及耐药结核病是目前威胁全球结核病防控的两大主要问题。高耐药率是我国结核病难以控制的原因之一。

考点29★ 结核病的发病机制和病理

由 T 细胞介导的细胞免疫对结核病发病、演变及转归产生决定性影响。迟发性变态反应则是宿主对结核分枝杆菌形成免疫应答的标志。

基本病变包括：①渗出型病变。②增生型病变。当病灶内菌量少而致敏淋巴细胞数量多，则形成结核病的特征性病变——结核结节。③干酪样坏死。为病变进展的表现。上述三种病变可相互转化、交错存在，很少独立存在。

考点30★★★ 结核病的临床表现

1. 肺结核的症状和体征

（1）全身症状 发热为肺结核最常见的全身中毒性症状，多数为长期低热。

（2）呼吸系统症状 咳嗽轻微，干咳或仅有少量黏液痰。有空洞形成时痰量增加，若伴继发感染，则痰呈脓性。1/3~1/2 患者可有咯血。严重者可并发肺心病和心肺功能不全。

（3）体征 取决于病变性质、部位、范围或程度。

2. 肺外结核的临床类型和表现 结核病是一个全身性疾病，肺结核是结核病的主要类型。肾结核起病隐匿，不易发现，多见于成年人，儿童少见。女性生殖系统结核则可在出现不明原因的月经异常、不孕等情况下发现。结核性脑膜炎则可表现为头痛、喷射性呕吐、意识障碍等中枢神经系统感染症状。

考点31★★　结核病的实验室检查与其他检查

1. 细菌学检查　痰结核分枝杆菌检查是确诊肺结核最特异性的方法。

（1）涂片抗酸染色镜检　快速简便。抗酸杆菌阳性则肺结核诊断基本成立。

（2）细菌培养　敏感性和特异性均高于涂片检查，涂片阴性或诊断有疑时培养尤其重要。

（3）分子生物学检测

2. 影像学检查

（1）原发型肺结核　典型表现为肺内原发灶、淋巴管炎和肿大的肺门或纵隔淋巴结组成的哑铃状病灶。

（2）急性血行播散型肺结核　散布于两肺野、分布较均匀、密度和大小相近的粟粒状阴影。

胸部CT有助于发现隐蔽区病灶和孤性结节的鉴别诊断。X线检查对于诊断肠道、泌尿系统、生殖系统、骨关节结核亦具有重要价值。

3. 免疫学检查

（1）结核菌素试验（TST）　在接种卡介苗的人群中无结核感染亦可出现PPD皮试阳性，特异性低。

（2）特异性结核抗原　比结核菌素试验有更高的敏感性与特异性，可以反映机体是否存在结核感染，亦可辅助诊断潜伏性结核感染或活动性结核感染。

考点32★★　结核病的诊断

确诊病例包括干酪样坏死、仅培养阳性肺结核和仅病理学提示为结核病变者三类。

其中涂阳肺结核病例需符合下列三项之一：①2份痰标本直接涂片抗酸杆菌镜检阳性。②1份痰标本直接涂片抗酸杆菌镜检阳性加肺部影像学检查符合活动性肺结核影像学表现。③1份痰标本直接涂片抗酸杆菌镜检阳性加1份痰标本结核分枝杆菌培养阳性。

培养阳性肺结核需同时符合下列两项：①痰涂片阴性。②肺部影像学检查符合活动性肺结核影像学表现加1份痰标本结核分枝杆菌培养阳性。

考点33★★ 布鲁菌病的病原学

布鲁菌属是一组<u>革兰阴性短小杆菌</u>，至少包括6个种19个生物型。其中<u>牛种、猪种、羊种、犬种</u>对人类致病。

考点34★★ 布鲁菌病的流行病学

1. 传染源 与人类有关的传染源<u>主要是羊、牛及猪</u>，其次是犬、鹿、马、骆驼等。布鲁菌病首先在染菌动物间传播，造成带菌或发病，然后波及人类。

2. 传播途径 ①<u>皮肤及黏膜接触传染</u>。②<u>消化道传染</u>。③呼吸道传染。④其他，如苍蝇携带、蚊虫叮咬也可传播本病。<u>人与人之间罕有传播</u>。

3. 易感人群 人群普遍易感。疫区居民可因隐性感染而获免疫。

4. 流行特征 该病为全球性疾病，<u>发病高峰位于春夏之间</u>，与动物产仔季节有关。<u>我国以牛种菌和羊种菌为主要的病原体</u>。变化趋势体现为由牧区向半牧半农区甚至农区转变，聚集暴发向散在发病转变。

考点35★ 布鲁菌病的发病机制与病理

<u>内毒素在病理损伤、临床症状方面起着重要作用。</u>
本病的病理变化极为广泛，以单核-吞噬细胞系统最

为常见。在急性期常有弥漫性细胞增生，慢性期则可出现多细胞组成的肉芽肿。

考点 36 ★★   布鲁菌病的临床表现

该病最常局限在骨、关节、中枢神经系统，表现为相应的临床症状和体征。

1. 急性感染   多缓慢起病，主要症状为发热、多汗、乏力、肌肉和关节疼痛、睾丸肿痛等。发热多为不规则热，仅有5%~20%的患者出现典型波状热。急性感染病程多在6个月以内。

2. 慢性感染   可由急性期发展而来，也可直接表现为慢性。临床表现一类是全身性非特异性症状，类似神经症和慢性疲劳综合征；另一类是器质性损害，其中以骨骼-肌肉系统最为常见，如大关节损害、肌腱挛缩等。神经系统病变以及泌尿生殖系统病变也可见到。

考点 37 ★   布鲁菌病的实验室检查

1. 病原学检查   取血液、骨髓、组织、脑脊液等进行细菌培养，急性期培养阳性率高。

2. 免疫学检查

（1）平板凝集试验   用于初筛。

（2）试管凝集试验（SAT）   滴度为 1∶100（++）及以上。

（3）酶联免疫吸附试验（ELISA）   1∶320 为阳性，可分别定量检测特异性抗体水平，灵敏性和特异性均较好。

考点 38 ★★   布鲁菌病的诊断

急性感染可通过流行病学史、临床表现和实验室检查诊断。①流行病学接触史。有传染源密切接触史或疫区生活接触史。②具有该病临床症状和体征并排除其他疑似疾病。③实验室检查。病原分离、试管凝集试验、ELISA 等检查阳性。

凡具备①、②项和第③项中的任何一项检查阳性即可确诊为布鲁菌病。慢性感染者和局灶性感染者诊断有时相当困难，获得细菌培养结果最为可靠。

考点39★★★　布鲁菌病的治疗

1. 病原治疗　原则为早期、联合、规律、适量、全程，必要时延长疗程，防止复发和慢性化，减少并发症的发生。

（1）成人及 8 岁以上儿童　首选多西环素联合利福平，或多西环素联合链霉素。

（2）8 岁以下儿童　利福平联合复方新诺明或利福平联合氨基糖苷类药物。

（3）孕妇　利福平联合复方新诺明。妊娠 12 周内选用三代头孢菌素类药物联合复方新诺明治疗。含潜在风险，需权衡利弊。

（4）并发症　一般可考虑应用三联或三联以上药物治疗，并需适当延长疗程。

2. 脱敏治疗　多在慢性感染时选用。

第四单元　消毒与隔离

考点1★★　消毒的种类

1. 疫源地消毒　指对目前或曾经存在传染源的地区进行消毒。

（1）随时消毒　对传染源的排泄物、分泌物及其污染过的物品进行及时性消毒处理。

（2）终末消毒　传染源离开疫源地，对其原居地点进行的<u>最后一次彻底消毒</u>，以期完全杀灭和清除患者所播散遗留的病原体。

2. 预防性消毒　在未发现传染源情况下，对可能被病原体污染的物品、场所和人体进行的消毒措施。如公共场所消毒、运输工具消毒、饮水及餐具消毒、饭前便后洗手均属之。医护人员手的消毒及手术室消毒，免疫缺陷患者如骨髓移植患者层流病房亦为预防性消毒。

考点2★★　隔离的概念

把传染期内的患者或病原携带者置于不能传染给他人的条件之下，防止病原体向外扩散，便于管理、消毒和治疗。

考点3★★★　隔离的种类

1. 严密隔离　适用于鼠疫（肺鼠疫）、肺炭疽、SARS、霍乱等的隔离。凡传染性强、病死率高的传染病均需采取严密隔离。

2. 呼吸道隔离　适用于肺结核、流脑、百日咳、麻疹、腮腺炎等以空气飞沫传播为主的传染病。

3. 肠道隔离　适用于以粪-口途径传播为主的传染病，如甲肝、戊肝、伤寒、菌痢等。

4. 接触隔离　适用于经体表或伤口直接或间接接触而感染的疾病，如狂犬病、破伤风、气性坏疽等。

5. 血液-体液隔离　适用于乙肝、丙肝、艾滋病、梅毒、疟疾、回归热、登革热等的预防。

6. 虫媒隔离　适用于以昆虫为媒介而传播的疾病，如乙脑、流行性出血热、疟疾、斑疹伤寒、回归热等的隔离。

7. 保护性隔离　适用于抵抗力低或极易感染的患者，如严重烧伤、早产儿、白血病、脏器移植及免疫缺陷患者等的隔离。

考点4★★　隔离的期限

传染病患者的隔离期限是根据传染病的最长传染期而确定的，同时尚应根据临床表现和微生物检验结果来决定是否可以解除隔离。

考点5★　医院感染的概念

1. 广义概念　是指任何人员在医院活动期间遭受病原体侵袭而引起的感染。

2. 狭义概念　医院感染的对象主要是住院患者和医院工作人员。

考点6★★★　医院感染的诊断标准

1. 无明显潜伏期的感染，规定入院48小时后发生的感染为医院感染；有明确潜伏期的感染，自入院起超过平均潜伏期后发生的感染为医院感染。

2. 本次感染直接与上次住院有关。

3. 在原有感染基础上出现其他部位新的感染（除外脓毒血症迁徙灶），或在原感染已知病原体基础上又分离出新的病原体（排除污染和原来的混合感染）的感染。

4. 新生儿在分娩过程中和产后获得的感染。

5. 由于诊疗措施激活的潜在性感染，如疱疹病毒、结核杆菌等的感染。

6. 医务人员在医院工作期间获得的感染。

考点7★★　临床常见的医院感染

严重影响患者医疗安全，有措施可以控制的常见医院感染主要包括四种：①中心导管相关血流感染。②呼吸机相关肺炎。③尿管相关尿路感染。④手术部位感染。

医学人文

医学伦理学

第一单元　医学伦理学与
医学目的、医学模式

考点1★★　伦理学、医学伦理学、医学道德

1. 道德是人们在<u>社会生活实践中形成，由经济基础决定</u>，用善恶标准评价，以社会舆论、内心信念和传统习俗来调节人与人、人与社会、人与自然之间关系的原则和规范的总和。

2. 医学伦理学是应用伦理学的理论、方法研究医学活动中的道德的科学。医学伦理学的主要目的是为医疗实践及其相关领域的活动<u>提供价值标准和行为规范。</u>

3. 医务人员的道德品质对人民健康和医疗质量具有保障作用，对医疗卫生事业具有促进作用，对社会文明具有推动作用。

考点2★★　医学伦理学的研究对象

医学伦理学的研究对象为医学活动中的道德现象和道德关系。

1. 医学道德现象　包括医德意识现象、医德规范现象和医德活动现象。

2. 医学道德关系　医务人员与患者（包括患者的家属）的关系；医务人员相互之间的关系；医务人员与社会

之间的关系；医务人员与医学科学发展之间的关系。

考点3★★　医学模式的类型

①<u>神灵主义医学模式</u>。②<u>自然哲学医学模式</u>。③<u>机械论医学模式</u>。④<u>生物医学模式</u>。⑤<u>生物-心理-社会医学模式</u>：既要考虑<u>生物学因素</u>，又要重视心理、社会因素的影响。

考点4★★　医学目的

"救死扶伤""克服疾病""延长生命""避免死亡"。

第二单元　中国医学的道德传统

考点1★　中国古代医学家的道德境界

张仲景　救治病人不分贵贱贫富，"上以疗君亲之疾，下以救贫贱之厄"。

孙思邈　在《备急千金要方》中设专篇论述医德与医术的关系，<u>"论大医习业""论大医精诚"</u>提出的医德原则和医德规范成为中国传统医德的重要内容。

考点2★　中国现代医学家的道德境界

张孝骞　教导学生："我们诊治病人就要有'如临深渊，如履薄冰'的态度，一定要认真仔细，避免误诊漏诊、延误病情。病人以性命相托，我们怎能不诚惶诚恐？"

林巧稚　不论患者是高级干部还是贫苦农民，都同样认真，同样负责，一丝不苟。她将一件件善事，做在一位位患者身上。她一生没有结婚，却亲自接生了50000多个婴儿，被尊称为"万婴之母"。

考点3★　中国当代医学家的道德境界

　　屠呦呦　共和国勋章、诺贝尔生理学或医学奖、联合国教科文组织生命科学研究金奖等许多殊荣获得者，为人类健康事业作出了巨大贡献。

　　钟南山　我国"公共卫生事件应急体系建设的重要推动者"。

第三单元　医学伦理学的理论基础

考点1★★★　医学伦理学的理论基础

　　医学伦理学的理论基础是<u>生命论、人道论、美德论、功利论、道义论</u>。

考点2★★★　生命神圣论、生命质量论、生命价值论的概念

　　1. 生命神圣论　指人的生命是至高无上的，神圣不可侵犯的。

　　2. 生命质量论

　　（1）生命质量的标准，有主要质量（个体的身体或智力状态），根本质量（生命的意义和目的，与其他人在社会和道德上的相互作用）和操作质量（如智商，用来测知智能方面的质量）。

　　（2）生命质量论有利于提高人口素质，有利于控制人口增长，有利于人类自我认识的飞跃，为医务人员对某些不同生命质量的病人，采取相应的治疗原则、方法和手段提供了理论依据，对于合理、公正地分配卫生资源也具有十分重要的意义。

3. 生命价值论

（1）生命价值论是生命神圣与生命质量统一的理论。判断生命价值高低或大小，主要有两个因素：<u>一是生命的内在价值</u>，即体力和智力，是生命价值判断的前提和基础；<u>二是生命的外在价值</u>，即对他人、社会的贡献，是生命价值的目的和归宿。

（2）<u>生命价值论将生命的内在价值和外在价值统一起来</u>，可以避免用个体生命的某一阶段或某个时期来判断生命价值的片面性。

考点3★★★ 医学人道主义的核心内容

尊重病人的生命、人格、权利。

考点4★★★ 医德品质的内容

<u>仁爱、诚挚、公正、严谨、奉献。</u>

考点5★★ 医学道义论

强调医务人员的责任和义务。尊重病人，理解病人的疾苦，为病人提供及时有效的诊治是医务人员应承担的社会道义。

第四单元 医学道德的规范体系

考点1★★ 公正原则的内容

在医疗服务中一视同仁，公平地对待每一位患者，公正分配医疗卫生资源，公正对待患者，有利于患者心理平衡，有利于医患关系和谐，有利于提高医疗效果，有利于维护社会公正环境。

考点2★★　尊重原则的内容

尊重患者的人格；尊重患者的自主决定权；尊重患者的隐私，尊重患者家属。

考点3★★★　无伤原则的内容

从患者的利益出发，为患者提供最佳的诊治、护理，努力避免对患者造成不应有的伤害。不做过度检查，不做过度治疗。

考点4★★　医学道德规范的含义

是医务人员在各种医学活动中应遵守的行为准则，是医学道德基本原则的具体体现。

考点5★★★　医学道德规范的内容

①救死扶伤，忠于医业。②钻研医术，精益求精。③一视同仁，平等待患。④慎言守密，礼貌待人。⑤廉洁奉公，遵纪守法。⑥互学互尊，团结协作。

考点6★★★　医学道德范畴的含义

主要包括权利与义务、情感与良心、审慎与保密、荣誉与幸福等。

考点7★★　患者的权利

患者权利包括：平等享有医疗的权利，获得自己所患疾病真实情况、共同参与诊断和医疗方案的制定和实施等知情同意的权利，监督医疗过程的权利，对个人隐私保密的权利，拒绝治疗、拒绝参加临床试验的权利。

考点8★★　医务人员的权利

医务人员的权利是以履行义务为前提的，在有利于患者疾病诊治的前提下，医务人员的权利具有一定的自主性。自主性包括：有权对患者的疾病作出判断，采取必要的治疗措施，有权根据病情的需要开具诊断证明，有权要求患者或患者家属配合诊治。在特殊情况下，医师享有干涉权，如患者的自主选择意向违背社会利益、他人利益、自身根本利益时，医师可干涉患者的权利，使患者的自主选择无效。

考点9★★　医务人员的义务

医务人员的义务和责任是一致的，包括：为患者诊治疾病，尽最大的努力为患者服务，为患者解除躯体痛苦和精神上的痛苦，向患者、患者家属说明病情、诊断、治疗和预后，面对疫情和重大自然灾害，进入疫区、灾区抢救伤员，保护群众健康。

考点10★★　医学道德情感的含义、内容

1. 含义　医学道德情感是医务人员对患者、对医疗卫生工作的职业态度和内心体验，是建立在对患者的生命和健康高度负责基础上的。特点：医学职业的特殊性、理智性、纯洁性。

2. 内容　①同情感。②责任感。③事业感。

考点11★★★　医学道德良心的含义及作用

1. 含义　医学道德良心是医务人员在履行义务的过程中形成的道德责任感和自我评价能力。

2. 作用　①良心在行为前的选择作用。②良心在行为中的监督作用。③良心在行为后的评价作用。

考点12★★　医学道德审慎的含义、道德要求

1. 含义　是指医务人员在行为之前的周密思考和在医疗过程中的谨慎认真。

2. 道德要求　医务人员在医疗实践的各个环节，应自觉地做到认真负责、谨慎小心、兢兢业业、一丝不苟，不断提高业务水平，在技术上做到精益求精。

考点 13★★　医学道德保密的道德要求

保密的道德要求　询问病史、查体从诊断疾病的需要出发，不有意询问患者的隐私，对在诊疗中知晓的患者隐私，为患者保守秘密，对于某些可能给患者带来沉重精神打击的诊断和预后，积极与患者家属、亲友配合，避免泄露患者的危重病情。

第五单元　处理与患者关系的道德要求

考点 1★★★　医患关系的模式

1. 主动-被动型　医生处于完全主动地位，患者处于完全被动地位，医生为患者做决策，适用于昏迷、麻醉、严重创伤、不能表达主观意识的患者。

2. 指导-合作型　患者主动寻求医生帮助，医生具有权威性，指导患者并期待患者服从，处于主导地位，患者具有一定的主动性，但以配合医生为主，适用于急性感染的患者。

3. 共同参与型　医生与患者有近似相等的权利和地位，医生帮助患者，患者主动参与，适用于慢性病、有一定医学知识的患者和心理治疗。

考点 2★　影响医患关系的主要因素

影响医患关系的因素主要存在于<u>医务人员、患者及其家属、管理和社会</u>等方面。

考点 3★★　与患者沟通的原则、方法

1. 与患者沟通的原则　尊重原则、自律原则、科学

原则。

2. 与患者沟通的方法 ①认真、仔细地倾听。对<u>门诊初诊患者</u>，要通过<u>全面沟通</u>，对患者病情作出准确判断、制定治疗方案；对<u>复诊患者</u>要<u>重点沟通</u>治疗效果，掌握病情变化，及时调整治疗方案；对<u>住院患者</u>要在系统检查中<u>深入沟通</u>；患者出院，要以叮嘱的方式沟通；回访患者，要以关切的问候方式沟通；对<u>重症患者</u>更要<u>细致沟通</u>，及时对患者家属讲清危险，研究、协商救治方案；对<u>急症患者要快沟通</u>，忙而不乱，快速把握疾病的症状和性质。②有针对性地说明。③在沟通中深入分析、及时判断。

考点4★★　医患冲突的防范

1. 理解患者、患者家属的紧张焦虑心情，避免误解。

2. 发现矛盾，及时沟通化解。

3. 出现纠纷，尽快向上级和有关部门报告，有效处置。

第六单元　处理医务人员之间关系的道德要求

考点1★　正确处理医务人员之间关系的意义

1. 有利于提高医疗服务水平　现代医疗服务是一个系统，各个岗位上的医务人员互相配合、共同努力才能完成诊断、治疗等工作。良好的医务人员之间关系可以提高诊断、治疗水平，医务人员之间关系不和谐会贻误患者疾病的诊治，甚至造成不可挽回的后果。

2. 有利于医务人员成才　青年医务人员职业素养、知识技能的提高离不开高年资医务人员的悉心指导，传帮带。

考点2★★　处理医务人员之间关系的道德原则

互相尊重、互相支持、互相监督、互相学习。

第七单元　临床诊疗道德的要求

考点1★★★　临床诊疗的道德原则

1. 最优化原则　是指在诊治过程中以最小的代价获得最大效果的决策原则。内容为：安全无害，痛苦最小、耗费最少、疗效最佳。最优化原则是最普通、最基本的治疗原则。

2. 知情同意原则　知情同意是指患者或者家属有权知晓患者的病情，有权对医务人员采取的诊治措施决定取舍，知情同意原则是临床诊疗工作中基本的伦理准则之一。

3. 保密原则　是指医务人员在防病治病中应当保守医疗秘密，不得随意泄露病人的疾病情况等个人隐私，以防对病人造成伤害。

4. 生命价值原则　尊重人的生命，注重人的生命质量。生命价值原则是医疗行为选择的重要伦理依据。

考点2★　中医四诊的道德要求

1. 安神定志　为了排除医生主观因素的干扰，中医诊断疾病强调安神定志。

2. 实事求是　忠实反映症状的客观真实性，四诊所获得的症状是否客观将直接影响到辨病、辨证的正确与否，进而影响到治法的正确与否。

考点3★　体格检查的道德要求

1. 全面系统，认真细致。

2. 关心体贴，减少痛苦。

3. 尊重病人，心正无私。

考点4★　辅助检查的道德要求

1. 目的明确，诊治需要。

2. 知情同意，尽职尽责。

3. 综合分析，切忌片面。

4. 密切联系，加强协作。

考点5★　诊治急症病人的道德要求

1. 诊治急症患者，随机性强，时间性强，协作性强。

2. 争分夺秒，全力抢救，及时与家属沟通，敢于承担风险，与相关科室医务人员密切配合。

考点6★　中医治疗的道德要求

1. 帮助患者建立对中医治疗的认知。

2. 医生要尊重患者的隐私。

3. 尽量减轻患者痛苦。

4. 确保安全。

考点7★★★　药物治疗中的道德要求

①对症下药，剂量安全。②节约费用，公正分配。③合理配伍，细致观察。

考点8★　手术治疗的道德要求

1. 手术前严格掌握手术指征，征得病人知情同意，认真做好术前准备。

2. 手术中要关心病人，体贴入微，态度严肃，作风严谨，精诚团结，密切协作。

3. 手术后要严密观察，精心护理，减轻患者痛苦，加速患者康复。

考点9★★　心理治疗的道德要求

1. 掌握和运用心理治疗的知识、技巧，给病人以心理支持。

2. 以健康、稳定的心理状态去影响和帮助病人。

3. 为病人的隐私保密。

考点10★★　康复治疗的道德要求

1. 理解病人，热爱康复工作。

2. 躯体康复与心理健康并重。

3. 密切合作。

考点11★　临终关怀的道德要求

1. 尊重患者的人格、权利。

2. 照护为主，缓解患者的疼痛。

3. 给患者以心理支持。

4. 给患者家属以安慰。

考点12★★　实施人类辅助生殖技术的伦理原则

1. 有利于患者的原则。

2. 夫妻双方自愿和知情同意的原则。

3. 确保后代健康的原则。

4. 维护社会公益的原则。

5. 互盲和保密的原则。

6. 严防精子、卵子商品化的原则。

7. 伦理监督原则。

考点13★★　人体器官移植的伦理原则

1. 知情同意原则。

2. 尊重原则。

3. 效用原则。

4. 禁止商业化原则。

5. 保密原则。

6. 伦理审查原则。

第八单元　医学研究的道德要求

考点1★★　医学研究的基本道德要求

1. 道德准则　实事求是，真诚协作。

2. 工作作风　严肃的治学态度，严格的工作作风，严密的科学手段。

考点2★★★　人体试验的道德原则

①知情同意原则。②维护病人利益的原则。③医学目的的原则。④伦理审查与科学审查统一原则。

第九单元　医学道德的评价
与良好医德的养成

考点1★★★　医学道德评价的标准、依据和方式

1. 医学道德评价的标准

（1）疗效标准　指医疗行为是否有利于病人疾病的缓解、痊愈和保障生命的安全。这是评价和衡量医务人员医疗行为是否符合道德及道德水平高低的重要标志。

（2）社会标准　指医疗行为是否有利于人类生存环境的保护和改善。

（3）科学标准　指医疗行为是否有利于促进医学科学的发展和社会的进步。

2. 医学道德评价的依据 ①动机与效果的统一。②目的和手段的统一。

3. 医学道德评价的方式 ①社会舆论。②内心信念。③传统习俗。

考点2★ 医学道德教育的方法

1. 提高医德认识。
2. 培养医德情感。
3. 养成医德行为和习惯。

考点3★ 医学道德修养的意义

医德修养是指医务人员在医德品质、情感、意志、习惯等方面按照一定的医德原则和规范进行自我学习、自我锻炼、自我培养的过程和要达到的医德境界。医德修养通过医务人员的情操、举止、语言、品行表现。

考点4★ 医学道德修养的途径

医德修养是在学习医学和医疗活动中确立、巩固、提高的。

1. 以历史上的现实医疗活动优秀医师为榜样，确立医德修养。
2. 在医疗活动中不断反思自己的言行，巩固医德修养。
3. 伴随着医学的发展，在提高医疗水平的过程中提高医德修养。

第十单元 医学伦理学文献

考点1★★★ 医学伦理学国外文献

1.《赫尔辛基宣言》(涉及人类受试者医学研究的伦

理准则）（2000年修订）。

2. 生命伦理学《吉汉宣言》（2000年）。主张科技必须考虑公共利益。

3.《国际性研究中的伦理与政策问题：发展中国家的临床试验》（2001年）。

4. 国际人类基因组组织（HUGO）伦理委员会关于人类基因组数据库的声明（2002年）。

5. 国际医学科学组织委员会《人体生物医学研究国际道德指南》（2002年8月修订）。

考点2★★ 医学伦理学国内文献

1.《突发公共卫生事件应急条例》（2003年5月9日国务院375号令）。

2. 中华人民共和国卫生部《人类辅助生殖技术和人类精子库伦理原则》（2003年）。

3. 中华人民共和国科技部、卫生部《人胚胎干细胞研究伦理指导原则》（2003年）。

4. 中华人民共和国国家中医药管理局《中医药临床研究伦理审查管理规范》（2010）。

5. 中华人民共和国卫生与计划生育委员会《涉及人的生物医学研究伦理审查办法》（2016）。

卫生法规

第一单元　卫生法概述

考点1★★　卫生法的渊源

卫生法的渊源是指卫生法的各种具体表现形式。

我国卫生法的渊源主要是《宪法》、法律、卫生行政法规、地方性卫生法规、卫生规章、卫生标准、卫生国际条约。

《宪法》是国家的根本大法，是所有立法的依据，也是卫生法律法规的立法依据，在卫生法律体系中具有最高的法律效力。

法律　法律作为卫生法的渊源，包括由全国人民代表大会制定的基本法律和由全国人民代表大会常务委员会制定的非基本法律，其法律效力仅次于《宪法》。

现行的由全国人民代表大会常务委员会制定的卫生法律有十多部：《食品安全法》《药品管理法》《医师法》《国境卫生检疫法》《传染病防治法》《红十字会法》《母婴保健法》《献血法》《职业病防治法》《人口与计划生育法》《基本医疗卫生与健康促进法》《中国药法》等。

卫生行政法规　国务院根据宪法和法律制定行政法规，由总理签署国务院令发布。如《医疗机构管理条例》《麻醉药品和精神药品管理条例》等。

考点2★★★　卫生法的基本原则

1. 卫生保护原则

2. 预防为主原则

3. 公平原则

4. 保护社会健康原则

5. 患者自主原则　是指患者经过深思熟虑就有关自己疾病的医疗问题作出合理的、理智的并负责的自我决定权，维护患者权利、尊重患者自主意识也是卫生法的基本原则之一。

第二单元　卫生法律责任

考点1★★★　卫生民事责任的概念及其特征

1. 卫生民事责任的概念　主要是指医疗机构、卫生工作人员或从事与卫生事业有关的机构，违反法律规定，侵害公民的健康权利时，应对受害人承担损害赔偿责任。

2. 卫生民事责任的特征　①主要是财产责任。②是一方当事人对另一方的责任。③是补偿当事人的损失。④在法律允许的条件下，民事责任可以由当事人协商解决。

考点2★★★　卫生民事责任的承担方式

《民法典》规定承担民事责任的方式有：<u>停止侵害；排除妨碍；消除危险；返还财产；恢复原状；修理、重作、更换；继续履行；赔偿损失；支付违约金；消除影响、恢复名誉；赔礼道歉。以赔偿损失为主要形式。</u>

考点3★　卫生行政责任的概念

<u>卫生行政责任是指卫生行政法律关系主体违反卫生行政法律规范，尚未构成犯罪所应承担的法律后果。包括行</u>

政处罚和行政处分两种。

考点4★★★　卫生行政处罚的种类

行政处罚的种类有警告、罚款、没收非法财物、没收违法所得、责令停产停业、暂扣或吊销有关许可证等。

考点5★★★　卫生行政处分的种类

行政处分的种类主要有警告、记过、记大过、降级、撤职、开除等形式。

考点6★　卫生刑事责任的概念

卫生刑事责任是指违反卫生法的行为侵害了《刑法》所保护的社会关系，构成犯罪所应承担的法律后果。

考点7★★　实现刑事责任的方式

实现刑事责任的方式是刑罚。刑罚分主刑和附加刑。

1. 主刑有管制；拘役；有期徒刑；无期徒刑；死刑。它们只能单独适用。

2. 附加刑有罚金；剥夺政治权利；没收财产。既可独立适用，也可附加适用。

第三单元　《中华人民共和国医师法》

考点1★★　医师的概念和职责

1. 概念　医师是指依法取得医师资格，经注册在医疗卫生机构中执业的专业医务人员，包括执业医师和执业助理医师。

2. 职责　医师应当坚持人民至上、生命至上，发扬人道主义精神，弘扬敬佑生命、救死扶伤、甘于奉献、大爱无疆的崇高职业精神，恪守职业道德，遵守执业规范，提高执业水平，履行防病治病、保护人民健康的神圣职责。

考点2★★★　执业医师资格考试的条件

具有下列条件之一的，可以参加执业医师资格考试：

1. 具有高等学校相关医学专业<u>本科以上学历</u>，在执业医师指导下，在医疗卫生机构中参加<u>医学专业工作实践满一年</u>；

2. 具有高等学校相关<u>医学专业专科学历</u>，取得执业助理医师执业证书后，在医疗卫生机构中<u>执业满二年</u>。

考点3★★★　执业助理医师资格考试的条件

1. 具有高等学校相关医学专业专科以上学历，在执业医师指导下，在医疗卫生机构中参加医学专业工作实践满一年的，可以参加执业助理医师资格考试。

2. 以师承方式学习中医满三年，或者经多年实践医术确有专长的，经县级以上人民政府卫生健康主管部门委托的中医药专业组织或者医疗卫生机构考核合格并推荐，可以参加中医医师资格考试。

3. 以师承方式学习中医或者经多年实践，医术确有专长的，由至少二名中医医师推荐，经省级人民政府中医药主管部门组织实践技能和效果考核合格后，即可取得中医医师资格及相应的资格证书。

考点4★★★　医师注册的条件及办理

取得医师资格的，可以向所在地县级以上地方人民政府卫生健康主管部门申请注册。

除《医师法》规定不予注册的情形外，受理申请的<u>卫生健康主管部门应当自受理申请之日起二十个工作日内准予注册</u>，将注册信息录入国家信息平台，并发给医师执业证书。

医疗卫生机构可以为本机构中的申请人集体办理注册手续。

医师经注册后，可以在医疗卫生机构中按照注册的执业地点、执业类别、执业范围执业，从事相应的医疗卫生服务。

未注册取得医师执业证书，不得从事医师执业活动。

有下列情形之一的，不予注册：

1. 无民事行为能力或者限制民事行为能力；

2. 受刑事处罚，刑罚执行完毕不满二年或者被依法禁止从事医生职业的期限未满；

3. 被吊销医师执业证书不满二年；

4. 因医师定期考核不合格被注销注册不满一年；

5. 法律、行政法规规定不得从事医疗卫生服务的其他情形。

受理申请的卫生健康主管部门对不予注册的，应当自受理申请之日起二十个工作日内书面通知申请人和其所在医疗卫生机构，并说明理由。

考点5★★　医师的权利

1. 在注册的执业范围内，按照有关规范进行医学诊查、疾病调查、医学处置、出具相应的医学证明文件，选择合理的医疗、预防、保健方案；

2. 获取劳动报酬，享受国家规定的福利待遇，按照规定参加社会保险并享受相应待遇；

3. 获得符合国家规定标准的执业基本条件和职业防护装备；

4. 从事医学教育、研究、学术交流；

5. 参加专业培训，接受继续医学教育；

6. 对所在医疗卫生机构和卫生健康主管部门的工作提出意见和建议，依法参与所在机构的民主管理；

7. 法律、法规规定的其他权利。

考点6★★ 医师的义务

1. 树立敬业精神，恪守职业道德，履行医师职责，尽职尽责救治患者，执行疫情防控等公共卫生措施；

2. 遵循临床诊疗指南，遵守临床技术操作规范和医学伦理规范等；

3. 尊重、关心、爱护患者，依法保护患者隐私和个人信息；

4. 努力钻研业务，更新知识，提高医学专业技术能力和水平，提升医疗卫生服务质量；

5. 宣传推广与岗位相适应的健康科普知识，对患者及公众进行健康教育和健康指导；

6. 法律、法规规定的其他义务。

考点7★★ 《医师法》规定的法律责任

1. 民事责任 违反《医师法》规定造成人身、财产损害的，依法承担民事责任。

2. 行政责任

(1) 在医师资格考试中有违反考试纪律等行为，情节严重的，一年至三年内禁止参加医师资格考试。以不正当手段取得医师资格证书或者医师执业证书的，由发给证书的卫生健康主管部门予以撤销，三年内不受理其相应申请。伪造、变造、买卖、出租、出借医师执业证书的，由县级以上人民政府卫生健康主管部门责令改正，没收违法所得，并处违法所得二倍以上五倍以下的罚款，违法所得不足一万元的，按一万元计算；情节严重的，吊销医师执业证书。

(2) **违反《医师法》规定**，医师在执业活动中有下列行为之一的，由县级以上人民政府卫生健康主管部门责令改正，给予警告；情节严重的，责令暂停六个月以上一年以下执业活动直至吊销医师执业证书：

①在提供医疗卫生服务或者开展医学临床研究中，未按照规定履行告知义务或者取得知情同意；

②对需要紧急救治的患者，拒绝急救处置，或者由于不负责任延误诊治；

③遇有自然灾害、事故灾难、公共卫生事件和社会安全事件等严重威胁人民生命健康的突发事件时，不服从卫生健康主管部门调遣；

④未按照规定报告有关情形；

⑤违反法律、法规、规章或者执业规范，造成医疗事故或者其他严重后果。

（3）违反《医师法》规定，医师在执业活动中有下列行为之一的，由县级以上人民政府卫生健康主管部门责令改正，给予警告，没收违法所得，并处一万元以上三万元以下的罚款；情节严重的，责令暂停六个月以上一年以下执业活动直至吊销医师执业证书：

①泄露患者隐私或者个人信息；

②出具虚假医学证明文件，或者未经亲自诊查、调查，签署诊断、治疗、流行病学等证明文件或者有关出生、死亡等证明文件；

③隐匿、伪造、篡改或者擅自销毁病历等医学文书及有关资料；

④未按照规定使用麻醉药品、医疗用毒性药品、精神药品、放射性药品等；

⑤利用职务之便，索要、非法收受财物或者牟取其他不正当利益，或者违反诊疗规范，对患者实施不必要的检查、治疗造成不良后果；

⑥开展禁止类医疗技术临床应用。

（4）违反《医师法》规定，医师未按照注册的执业地点、执业类别、执业范围执业的，由县级以上人民政府卫生健康主管部门或者中医药主管部门责令改正，给予警告，没收违法所得，并处一万元以上三万元以下的罚款；情节严重的，责令暂停六个月以上一年以下执业活动直至吊销医师执业证书。

（5）严重违反医师职业道德、医学伦理规范，造成恶劣社会影响的，由省级以上人民政府卫生健康主管部门吊销医师执业证书或者责令停止非法执业活动，五年直至终身禁止从事医疗卫生服务或者医学临床研究。

（6）违反《医师法》规定，非医师行医的，由县级以上人民政府卫生健康主管部门责令停止非法执业活动，没收违法所得和药品、医疗器械，并处违法所得二倍以上十倍以下的罚款，违法所得不足一万元的，按一万元计算。

（7）违反《医师法》规定，医疗卫生机构未履行报告职责，造成严重后果的，由县级以上人民政府卫生健康主管部门给予警告，对直接负责的主管人员和其他直接责任人员依法给予处分。卫生健康主管部门和其他有关部门工作人员或者医疗卫生机构工作人员弄虚作假、滥用职权、玩忽职守、徇私舞弊的，依法给予处分。

3. 刑事责任 违反《医师法》规定，构成犯罪的，依法追究刑事责任。

第四单元 《中华人民共和国药品管理法》

考点1★★ 药品的法定含义

药品指用于预防、治疗、诊断人的疾病，有目的地调节人的生理机能并规定有适应证或者功能主治、用法和用量的物质。包括中药、化学药和生物制品等。

考点2★★ 药品必须符合法定要求

1. 必须是《中华人民共和国药品管理法》（以下简称为《药品管理法》）明确规定的药品含义中所包括的内容。

2. 必须符合《药品管理法》有关规定要求。

（1）药品生产、经营的主体具有合法资质，从事药品生产活动，应当经所在地省、自治区、直辖市人民政府药品监督管理部门批准，取得《药品生产许可证》。无《药品生产许可证》的，不得生产药品，从事药品批发活动，应当经所在地省、自治区、直辖市人民政府药品监督管理部门批准，取得《药品经营许可证》。从事药品零售活动，应当经所在地县级以上地方人民政府药品监督管理部门批准，取得《药品经营许可证》。无《药品经营许可证》的，不得经营药品。

（2）在中国境内上市的药品，应当经国务院药品监督管理部门批准，取得药品注册证书。

（3）药品必须符合国家药品标准。国务院药品监督管理部门颁布的《中华人民共和国药典》和药品标准为国家药品标准。

考点3★★★ 禁止生产（包括配制）、销售假药

有下列情形之一的为假药

（1）药品所含成分与国家药品标准规定的成分不符的。

（2）以非药品冒充药品或者以他种药品冒充此种药品的。

（3）变质的药品。

（4）药品所标明的适应证或者功能主治超出规定范围。

考点4★★★　禁止生产（包括配制）、销售劣药

有下列情形之一的药品为劣药

（1）未标明或者更改有效期的。

（2）未注明或者更改产品批号的。

（3）超过有效期的。

（4）被污染的。

（5）擅自添加防腐剂、辅料的。

（6）药品成分的含量不符合国家药品标准。

（7）其他不符合药品标准规定的。

考点5★★　特殊药品的分类

特殊药品包括麻醉药品、精神药品、医疗用毒性药品、放射性药品等，国家对其实行特殊管理。

考点6★★★　特殊药品的处方量

1. 麻醉药品　注射剂每张处方为一次常用量；控缓释制剂，每张处方不得超过7日常用量；其他剂型，每张处方不得超过3日常用量。

2. 第一类精神药品　注射剂，每张处方为一次常用量；控缓释制剂，每张处方不得超过7日常用量；其他剂型，每张处方不得超过3日常用量。

3. 第二类精神药品　一般每张处方不得超过7日常用量。

为门（急）诊癌症疼痛患者和中、重度慢性疼痛患者开具的麻醉药品、第一类精神药品注射剂，每张处方不得超过3日常用量；控缓释制剂，每张处方不得超过15日常用量；其他剂型，每张处方不得超过7日常用量。

普通处方、急诊处方、儿科处方保存期限为1年，医疗用毒性药品、第二类精神药品处方保存期限为2年，麻醉药品和第一类精神药品处方保存期限为3年。

医疗单位供应和调配毒性药品，凭医师签名的正式处方，<u>每次处方剂量不得超过 2 日极量</u>。

考点7★★　医疗机构配制制剂的相关规定

医疗机构配制的制剂，应当是本单位临床需要而市场上没有供应的品种，并应当经所在地省、自治区、直辖市人民政府药品监督管理部门批准。<u>医疗机构配制的制剂不得在市场销售</u>。

考点8★★★　处方的管理规定

1. 处方是指由<u>注册的执业医师和执业助理医师</u>（以下简称医师）在诊疗活动中为患者开具的、由取得药学专业技术职务任职资格的<u>药学专业技术人员</u>（以下简称药师）审核、调配、核对，并作为患者用药凭证的医疗文书。

2. 医师开具处方和药师调剂处方应当遵循<u>安全、有效、经济</u>的原则。处方药应当凭医师处方销售、调剂和使用。

3. 处方一般不得<u>超过 7 日用量</u>；<u>急诊处方一般不得超过 3 日用量</u>。

4. 药师调剂处方时必须做到"四查十对"：<u>查处方，对科别、姓名、年龄；查药品，对药名、剂型、规格、数量；查配伍禁忌，对药品性状、用法用量；查用药合理性，对临床诊断</u>。

第五单元 《中华人民共和国传染病防治法》

考点1★★★ 我国对传染病防治实行的方针

国家对传染病防治实行预防为主的方针，防治结合、分类管理、依靠科学、依靠群众。

考点2★★★ 法定传染病的分类

《中华人民共和国传染病防治法》根据传染病的传播方式、速度及对人类危害程度的不同，将其分为甲类、乙类和丙类三类。

1. 甲类传染病 是指鼠疫、霍乱。

2. 乙类传染病 是指传染性非典型肺炎、艾滋病、病毒性肝炎、脊髓灰质炎、人感染高致病性禽流感、麻疹、流行性出血热、狂犬病、流行性乙型脑炎、登革热、炭疽、细菌性和阿米巴性痢疾、肺结核、伤寒和副伤寒、流行性脑脊髓膜炎、百日咳、白喉、新生儿破伤风、猩红热、布鲁菌病、淋病、梅毒、钩端螺旋体病、血吸虫病、疟疾。

3. 丙类传染病 是指流行性感冒、流行性腮腺炎、风疹、急性出血性结膜炎、麻风病、流行性和地方性斑疹伤寒、黑热病、包虫病、丝虫病、除霍乱、细菌性和阿米巴性痢疾、伤寒和副伤寒以外的感染性腹泻病。

国务院卫生行政部门已将人感染 H7N9 禽流感列入乙类传染病管理，将手足口病列入丙类传染病进行管理。

对乙类传染病中传染性非典型肺炎、炭疽中的肺炭疽，采取本法所称甲类传染病的预防、控制措施。

考点3★★　国家建立传染病菌种、毒种库

对可能导致甲类传染病传播的，以及国务院卫生行政部门规定的菌种、毒种和传染病检测样本，确需采集、保藏、携带、运输和使用的，须经省级以上人民政府卫生行政部门批准。

考点4★★　医疗机构发现传染病时应采取的措施

1. 医疗机构发现甲类传染病时，应当及时采取下列措施：

（1）对病人、病原携带者，予以隔离治疗，隔离期限根据医学检查结果确定。

（2）对疑似病人，确诊前在指定场所单独隔离治疗。

（3）对医疗机构内的病人、病原携带者、疑似病人的密切接触者，在指定场所进行医学观察和采取其他必要的预防措施。

拒绝隔离治疗或者隔离期未满擅自脱离隔离治疗的，可以由公安机关协助医疗机构采取强制隔离治疗措施。

2. 医疗机构发现乙类或者丙类传染病病人，应当根据病情采取必要的治疗和控制传播措施。

3. 医疗机构对本单位内被传染病病原体污染的场所、物品及医疗废物，必须依照法律、法规的规定实施消毒和无害化处置。

第六单元　《突发公共
卫生事件应急条例》

考点1★★★　突发公共卫生事件的概念

突发公共卫生事件（以下简称突发事件）指突然发

生，造成或者可能造成社会公众健康严重损害的<u>重大传染病疫情、群体性不明原因疾病、重大食物和职业中毒，以及其他严重影响公众健康的事件。</u>

考点2★★★　突发公共卫生事件应急工作的方针与原则

突发事件应急工作，应当遵循<u>预防为主、常备不懈的方针，贯彻统一领导、分级负责、反应及时、措施果断、依靠科学、加强合作的原则。</u>

考点3★★　突发公共卫生事件应急报告制度与报告情形

1. 国家建立突发事件应急报告制度　国务院卫生行政主管部门制定突发事件应急报告规范，建立重大、紧急疫情信息报告系统。

2. 突发事件的报告情形和报告时限要求　突发事件监测机构、医疗卫生机构和有关单位发现有<u>下列情形之一</u>的，应当在 <u>2 小时内</u>向所在地县级人民政府卫生行政主管部门报告，接到报告的卫生行政主管部门应当在 <u>2 小时内</u>向本级人民政府报告，并同时向上级人民政府卫生行政主管部门和国务院卫生行政主管部门报告；县级人民政府应当在接到报告后 2 小时内向设区的市级人民政府或者上一级人民政府报告；设区的市级人民政府应当在接到报告后 2 小时内向省、自治区、直辖市人民政府报告；省、自治区、直辖市人民政府应当在接到报告 1 小时内，向国务院卫生行政主管部门报告：①发生或者可能发生传染病暴发、流行的。②发生或者发现不明原因的群体性疾病的。③发生传染病菌种、毒种丢失的。④发生或者可能发生重大食物和职业中毒事件的。

<u>任何单位和个人对突发事件不得隐瞒、缓报、谎报或者授意他人隐瞒、缓报、谎报。</u>

第七单元 《医疗纠纷预防和处理条例》

考点1★ 医疗纠纷的概念

本条例所称医疗纠纷，是指医患双方因诊疗活动引发的争议。

考点2★★ 医疗纠纷的处理原则

处理医疗纠纷，应当遵循公平、公正、及时的原则，实事求是，依法处理。

考点3★★★ 医疗纠纷的合作共治中的部门责任

县级以上人民政府应当加强对医疗纠纷预防和处理工作的领导、协调，将其纳入社会治安综合治理体系，建立部门分工协作机制，督促部门依法履行职责。

卫生主管部门负责指导、监督医疗机构做好医疗纠纷的预防和处理工作，引导医患双方依法解决医疗纠纷。

司法行政部门负责指导医疗纠纷人民调解工作。

公安机关依法维护医疗机构治安秩序，查处、打击侵害患者和医务人员合法权益及扰乱医疗秩序等违法犯罪行为。

财政、民政、保险监督管理等部门和机构按照各自职责做好医疗纠纷预防和处理的有关工作。

考点4★★ 预防医疗纠纷的原则

国家建立医疗质量安全管理体系，深化医药卫生体制改革，规范诊疗活动，改善医疗服务，提高医疗质量，预防、减少医疗纠纷。在诊疗活动中，医患双方应当互相尊重，维护自身权益，应当遵守有关法律、法规的规定。

医疗机构及其医务人员在诊疗活动中应当以患者为中

心，加强人文关怀，严格遵守医疗卫生法律、法规、规章和诊疗相关规范、常规，恪守职业道德。

考点5★★ 医疗纠纷的处理途径

发生医疗纠纷，医患双方可以通过下列途径解决：

1. 双方自愿协商。
2. 申请人民调解。
3. 申请行政调解。
4. 向人民法院提起诉讼。
5. 法律、法规规定的其他途径。

考点6★ 医疗纠纷中患者的权利

发生医疗纠纷，医疗机构应当告知患者或者其近亲属下列事项：

1. 解决医疗纠纷的合法途径。
2. 有关病历资料、现场实物封存和启封的规定。
3. 有关病历资料查阅、复制的规定。

患者死亡的，还应当告知其近亲属有关尸检的规定。

考点7★★ 医务人员的责任

医务人员在诊疗活动中应当向患者说明病情和医疗措施。医疗机构及其医务人员应当按照国务院卫生主管部门的规定，填写并妥善保管病历资料。因紧急抢救未能及时填写病历的，医务人员应当在抢救结束后 6 小时内据实补记，并加以注明。任何单位和个人不得篡改、伪造、隐匿、毁灭或者抢夺病历资料。

考点8★★ 病历资料、现场实物等的封存与处理

发生医疗纠纷需要封存、启封病历资料的，应当在医患双方在场的情况下进行。病历资料封存后医疗纠纷已经解决，或者患者在病历资料封存满 3 年未再提出解决医疗

纠纷要求的，医疗机构可以自行启封。

患者死亡，医患双方对死因有异议的，应当在患者死亡后 48 小时内进行尸检；具备尸体冻存条件的，可以延长至 7 日。

考点 9★ 医疗纠纷的人民调解

申请医疗纠纷人民调解的，由医患双方共同向医疗纠纷人民调解委员会提出申请；一方申请调解的，医疗纠纷人民调解委员会在征得另一方同意后进行调解。

医疗纠纷人民调解委员会应当自受理之日起 30 个工作日内完成调解。

考点 10★★ 医疗纠纷的行政调解

医患双方申请医疗纠纷行政调解的，应当参照人民调解的规定向医疗纠纷发生地县级人民政府卫生主管部门提出申请。

卫生主管部门应当自收到申请之日起 5 个工作日内作出是否受理的决定。卫生主管部门应当自受理之日起 30 个工作日内完成调解。

考点 11★★ 医疗机构的法律责任

医疗机构篡改、伪造、隐匿、毁灭病历资料的，对直接负责的主管人员和其他直接责任人员，由县级以上人民政府卫生主管部门给予或者责令给予降低岗位等级或者撤职的处分，对有关医务人员责令暂停 6 个月以上 1 年以下执业活动；造成严重后果的，对直接负责的主管人员和其他直接责任人员给予或者责令给予开除的处分，对有关医务人员由原发证部门吊销执业证书；构成犯罪的，依法追究刑事责任。

医疗机构及其医务人员有下列情形之一的，由县级以上人民政府卫生主管部门责令改正，给予警告，并处 1 万元以上 5 万元以下罚款；情节严重的，对直接负责的主管人员和其他直接责任人员给予或者责令给予降低岗位等级或者撤职的处分，对有关医务人员可以责令暂停 1 个月以上 6 个月以下执业活动；构成犯罪的，依法追究刑事责任：

1. 未按规定制定和实施医疗质量安全管理制度。

2. 未按规定告知患者病情、医疗措施、医疗风险、替代医疗方案等。

3. 开展具有较高医疗风险的诊疗活动，未提前预备应对方案防范突发风险。

4. 未按规定填写、保管病历资料，或者未按规定补记抢救病历。

5. 拒绝为患者提供查阅、复制病历资料服务。

6. 未建立投诉接待制度、设置统一投诉管理部门或者配备专（兼）职人员。

7. 未按规定封存、保管、启封病历资料和现场实物。

8. 未按规定向卫生主管部门报告重大医疗纠纷。

9. 其他未履行本条例规定义务的情形。

第八单元 《中华人民共和国中医药法》

考点 1★★ 《中医药法》制定目的、适用范围

1. 制定目的 继承和弘扬中医药，保障和促进中医药事业发展，保护人民健康。

2. 适用范围 适用的对象范围：本法所称中医药，是包括汉族和少数民族医药在内的我国各民族医药的统称，是反映中华民族对生命、健康和疾病的认识，具有悠久历史传统和独特理论及技术方法的医药学体系。适用的时间范围：自 2017 年 7 月 1 日起施行。

考点2★★　中医医疗机构的法律责任

违反《中医药法》规定，中医诊所超出备案范围开展医疗活动的，由所在地县级人民政府中医药主管部门责令改正，没收违法所得，并处一万元以上三万元以下罚款，情节严重的，责令停止执业活动。

中医诊所被责令停止执业活动的，其直接负责的主管人员自处罚决定作出之日起五年内不得在医疗机构内从事管理工作。医疗机构聘用上述不得从事管理工作的人员从事管理工作的，由原发证部门吊销执业许可证或者由原备案部门责令停止执业活动。

考点3★★　中医医师（考核取得）的法律责任

违反《中医药法》规定，经考核取得医师资格的中医医师超出注册的执业范围从事医疗活动的，由县级以上人民政府中医药主管部门责令暂停六个月以上一年以下执业活动，并处一万元以上三万元以下罚款，情节严重的，吊销执业证书。

第九单元　《医疗机构从业人员行为规范》

考点1★★　《医疗机构从业人员行为规范》的适用范围

本规范适用于各级各类医疗机构内所有从业人员，包括：管理人员、医师、护士、医技人员、药学技术人员、其他人员。

考点2★　医疗机构从业人员基本行为规范

①以人为本，践行宗旨。坚持救死扶伤、防病治病的

宗旨，以病人为中心，全心全意为人民健康服务。②遵纪守法，依法执业。③尊重患者，关爱生命。④优质服务，医患和谐。⑤廉洁自律，恪守医德。⑥严谨求实，精益求精。⑦爱岗敬业，团结协作。⑧乐于奉献，热心公益。

第十单元 《中华人民共和国基本医疗卫生与健康促进法》

考点1★★ 《基本医疗卫生与健康促进法》立法目的、适用范围

1. 立法目的 为了发展医疗卫生与健康事业，保障公民享有基本医疗卫生服务，提高公民健康水平，推进健康中国建设。

2. 适用范围 从事医疗卫生、健康促进及其监督管理活动，适用本法。本法自2020年6月1日起施行。

考点2★ 发展医疗卫生与健康事业的原则、方针

医疗卫生与健康事业应当坚持以人民为中心，为人民健康服务。医疗卫生事业应当坚持公益性原则。

考点3★★ 举办医疗机构的条件

举办医疗机构，应当具备下列条件，按照国家有关规定办理审批或者备案手续：

1. 有符合规定的名称、组织机构和场所。

2. 有与其开展的业务相适应的经费、设施、设备和医疗卫生人员。

3. 有相应的规章制度。

4. 能够独立承担民事责任。

5. 法律、行政法规规定的其他条件。

医疗机构依法取得执业许可证。禁止伪造、变造、买卖、出租、出借医疗机构执业许可证。

各级各类医疗卫生机构的具体条件和配置应当符合国务院卫生健康主管部门制定的医疗卫生机构标准。

考点4★　医疗卫生机构的法律责任

违反《基本医疗卫生与健康促进法》规定，未取得医疗机构执业许可证擅自执业的，由县级以上人民政府卫生健康主管部门责令停止执业活动，没收违法所得和药品、医疗器械，并处违法所得五倍以上二十倍以下的罚款，违法所得不足一万元的，按一万元计算。

违反本法规定，伪造、变造、买卖、出租、出借医疗机构执业许可证的，由县级以上人民政府卫生健康主管部门责令改正，没收违法所得，并处违法所得五倍以上十五倍以下的罚款，违法所得不足一万元的，按一万元计算；情节严重的，吊销医疗机构执业许可证。

违反本法规定，有下列行为之一的，由县级以上人民政府卫生健康主管部门责令改正，没收违法所得，并处违法所得二倍以上十倍以下的罚款，违法所得不足一万元的，按一万元计算；对直接负责的主管人员和其他直接责任人员依法给予处分：

1. 政府举办的医疗卫生机构与其他组织投资设立非独立法人资格的医疗卫生机构。

2. 医疗卫生机构对外出租、承包医疗科室。

3. 非营利性医疗卫生机构向出资人、举办者分配或者变相分配收益。

违反本法规定，医疗卫生机构等的医疗信息安全制度、保障措施不健全，导致医疗信息泄露，或者医疗质量管理和医疗技术管理制度、安全措施不健全的，由县级以上人民政府卫生健康等主管部门责令改正，给予警告，并处一万元以上五万元以下的罚款；情节严重的，可以责令停止相应执业活动，对直接负责的主管人员和其他直接责任人员依法追究法律责任。

考点5★ 医疗卫生人员的法律责任

违反《基本医疗卫生与健康促进法》规定，医疗卫生人员有下列行为之一的，由县级以上人民政府卫生健康主管部门依照有关执业医师、护士管理和医疗纠纷预防处理等法律、行政法规的规定给予行政处罚：

1. 利用职务之便索要、非法收受财物或者牟取其他不正当利益。

2. 泄露公民个人健康信息。

3. 在开展医学研究或提供医疗卫生服务过程中未按照规定履行告知义务或者违反医学伦理规范。

前款规定的人员属于政府举办的医疗卫生机构中的人员的，依法给予处分。